脳は若返る

茂木健一郎

リベラル新書

はじめに　いつまでも健康で若々しい脳を手に入れよう！

シニアでも若者に匹敵する脳の働きを持つ「スーパーエイジャー」

毎朝、顔を洗うたびに、鏡に映った自分の顔を見て、「もうずいぶん歳をとってしまったな……」と、ガッカリしていませんか？

「いつまでも心身ともに健康でありたい」

「元気で若々しい脳を手に入れたい」

これは、この本を手に取った多くの人が望むことではないでしょうか。

人生100年時代といわれる昨今、日本人の平均寿命は男性が81・47歳、女性が87・

57歳（厚生労働省2022年発表）と年々更新しており、今後も私たちの平均寿命は伸び続けるといわれています。※但し、2021年はコロナの影響で短くなっている。

とはいえ、誰にでも平等に訪れる老い——。それは脳も例外ではありません。つい物忘れが多くなり、「もしかして認知症なんじゃないか……」と、不安に感じたことがあるかもしれませんが、年齢を重ねるにつれて認知力が低下していき、思考が遅くなり、忘れっぽくなり、新しいことを学ぶのが苦手になっていくのは普通のことです。

しかし、脳の老化には個人差があり、歳をとっても思考力があまり低下しない人がいるのも事実です。なかには70歳を超えても、脳の働きが若いころとあまり変わらないという人がいることも、最新の脳科学研究ではわかっています。

平均寿命が伸びて長生きするのが当たり前になった現在において、年齢を重ねても若々しい脳を持っている人は、いったいどのような生活を送っているのか。その秘訣を探る研究が世界中でおこなわれています。

有名な研究をご紹介すると、ハーバード大学関連医療機関のなかでも代表的な存在といわれるマサチューセッツ総合病院の神経科医、ブラッドフォード・ディッカーソンは、「スーパーエイジャー」の研究をおこなっています。

スーパーエイジャーとは、70歳以上のシニアのなかでも、同世代と比較すると圧倒的に高い認知能力を持つ人のことを指します。ときには20代、30代の若者に匹敵する脳の働きを持つともいわれています。

その理由のひとつとして、ディッカーソンは、**常に新しいことへのチャレンジすること**を挙げています。これは脳科学的な視点からも理にかなっており、新しいことへのチャレンジが脳の萎縮を少なくするので、思考力、記憶力、判断力など脳の重要な働きが衰えず、たとえ年齢を重ねてもいつまでも若々しい脳の状態を保つことができるからです。

最新の研究では脳トレは意味がない

近年、脳の老化を防ぐべく、「脳トレ」と呼ばれるトレーニングメソッドがシニアの間でブームになっているようですが、残念ながら「脳トレ」は認知症予防という観点からはほとんど意味がないということが、最新の脳科学の研究で明らかになっています。

カナダ・ウェスタン大学の研究チームの最新研究では、脳トレゲームが記憶や言語能力などをどのくらい向上させているかを調査したところ、それらの能力は脳トレゲームをしない人と変わらないことが判明したといいます。

また、クロスワードや数独といったパズルを解いても知力低下は避けられないかもしれないと、イギリス発の最新研究が示唆しています。

つまり、与えられた課題のトレーニングにはなっても、脳全体のトレーニングにはまったくなっていないことが確認されたというわけです。

たしかに、脳トレが認知症を予防すると証明している研究を私は知りませんので、この本で断言しておきましょう。

「脳トレをする必要は、まったくありません！」

実際、私の周りにいるスーパーエイジャーといえる元気で活発なシニアの方々を見ていても、脳トレをしている様子はまったくありません。もちろん、脳の専門家である私でさえ、これまでの人生で一度も脳トレをやったことはありません。脳トレについてあえていうのであれば、「怠け者のための最低運動」で、アンチエイジング劣等生のための救済手段みたいなものです。

では、いったいどうやって若々しい脳を手に入れればいいのか。私の経験上、もっとも効果が高いと感じられるのは、次の3つです。

1．社会や人とつながる
2．常にお金の出入りがある
3．ストレスのない生活習慣

どんなに長生きしても、脳の健康を維持できなければ、誰もが例外なく人生の質を保つことはできません。脳が老化し、認知症になってしまえば、せっかく楽しい体験をしても記憶に残りません。それはもったいないことです。

そこで、いつまでも脳を若々しく保つために、この3つのポイントを意識することで、たとえ何歳になっても脳の若さを持続できるということを、本書では詳しく解説していきます。

脳の若さを保つ秘訣はドーパミンにあり！

脳の若さを保つ秘訣はまだまだあります。

それは、脳の前頭葉を活性化して「ドーパミン」をたくさん出すことです。

ドーパミンとは脳内の神経伝達物質で、うれしいことや楽しいことがあると分泌されることから、「脳内報酬」とも呼ばれ、さらにはやる気や幸福感を高めたり、ポジティブになるなどの効用もあります。

このドーパミン、実は私たちの日常生活のなかで出る機会はたくさんあります。それは、生まれて初めてのことを経験したときや、ドキドキわくわくしたり、感動したりしたとき。つまり、好奇心が刺激されると出ることがわかっています。子どもの脳が元気なのは、こうした好奇心をくすぐられる初めての体験が多く、ドーパミンが出る機会が多いからです。ところが、大人になるにつれて知識が増え経験値が高くなるぶん、脳がさまざまな物事に動じにくくなってしまうのです。

また、**新しいことをするときや今までできなかったことができるようになったときにもドーパミンが出ます。これは、先に述べたスーパーエイジャーの研究結果が裏付けていますが、幸いなことに新しいことにチャレンジするのに年齢制限はありません。**

私も、52歳のときに初めて東京マラソンに挑戦しましたが、完走できた瞬間というのは間違いなくドーパミンが出ていたはず。脳のたくましさとは、ドーパミンが放出される前にやっていた行動の回路が強化されることにあるのです。

人間の脳は、いくつになっても完成形などありません。

そして、脳には皆さんが想像する以上の底力があるのです。

何歳になっても、自分にとって新しい経験に興味を持って向き合うことで、脳はいつまでも成長し続けることができるからです。

それに加えてもうひとつ、**長生きをしていつまでも脳を若々しく保つために必要なこと。それはずばり、生きるうえでの「意欲」です。**

歳を重ねても元気な人生の大先輩に時々お目にかかります。そうした大先輩に共通しているのは、生きるということに関する意欲の強さ、あえていえば「貪欲《どんよく》さ」であるように思うのです。

歳を理由にあきらめず、チャレンジしましょう！

歳を理由に遠慮せず、アクティブになりましょう！

自分が本当に夢中になれることを追求し、本気で取り組んでみましょう。

この本を読み始める皆さんが本気になったとき、脳の老化を食い止め、若々しい脳を手に入れることができているはずです。

茂木健一郎

脳は若返る／目次

第1章 何歳になっても活躍できる時代

第2章 アクティブシニアは社会とつながり、仲間が多い

第3章 脳がイキイキするお金の稼ぎ方、使い方

目次

第4章

「脳」の寿命を伸ばす簡単な生活習慣

第5章 若々しい脳を保つための心の持ち方

第1章

何歳になっても活躍できる時代

世界でもっとも年齢を気にするのが日本人

以前、ある新聞社の取材を受けたとき、最後に記者さんが「茂木さんの生年月日を教えてください」というので、「あー、記事の名前の下にカッコで年齢を入れたいのね」と察し、即座にお答えしたことがあります。でも内心では、「話の内容と年齢、まったく関係ないでしょ」とあきれました。

おそらく、多くの日本人は気づいていないのかもしれませんが、日本は世界的に見てもっとも年齢を気にする文化がある国だといえます。

例えば、初対面のコミュニケーションの場において相手の年齢を聞いてみたり、テレビや新聞といったメディアでは、人物の名前と一緒に年齢が報じられたり、「アラフォー」といった言葉が流行語になったり、最近では年齢をテーマにした本がブームになっていたり……。

そもそも、「もう○○歳だから」「もっと若かったら」という考え方をするのは日本人くらいで、海外の人たちからすればそれは奇妙に映っているようです。

私は、これまで人の年齢を気にしたり、年齢で区別したことはありません。基本的な考え方として「エイジレス」を提唱しているからです。

エイジレスとは、年齢にこだわらない、年齢を感じない、いつまでも若々しいといった意味の言葉ですが、私が特に提唱したいエイジレスの本質とは「年齢による格差や障壁のない生き方」というのがしっくりきます。

やたらと人に年齢を聞いたり、年齢で相手を決めつけてしまう人がいますが、日本はもう少しエイジレスな感覚を身につけたほうがいいでしょう。なぜなら、年齢にとらわれてしまうと、人間が持つ可能性や個性をきちんと見られないことが多いからです。

たとえ何歳でも新しいチャレンジはできるし、何歳でも新しいことを学ぶことができるのが人間の脳の長所でもあるのです。

世界は年齢を気にしない方向に舵《かじ》を切っている

「Age is just a number.（**年齢なんてただの数字だよ**）」

これは、欧米でよく耳にする言葉です。

日本では、初対面の相手に対して、名前の次に年齢を聞くくらい挨拶と同じような感覚で年齢を確認し合いますが、欧米ではそもそも相手に年齢を聞く文化がないので、仲のよい友人でも相手の年齢がわからないなんてことはよくある話です。

もちろん、そうした文化が根づいた世界では年齢の壁などありません。

日本のように、「もう〇〇歳だから」「まだ〇〇歳だから」という概念がないので、何歳になってもさまざまなことにチャレンジする人が多いのです。

例えば、アメリカの大学ではそれこそ幅広い年齢の人がいて、シニアもキャンパスを堂々と歩いています。

そして、50代でも60代でも、今までのキャリアを投げ捨てて、新しいことにチャレンジする人も多くいます。その背景には「あなたを年齢だけでジャッジしないし、何をしようとあなたを批判しない」という考え方が定着しているからです。

このように、日本人が年齢を気にしているなかで、世界では年齢や性別で分類しないという潮流が起こっていて、しかもその流れはますます加速しています。

ここでひとつ、興味深い事例をご紹介しましょう。

世界全体で2億2０００万人以上の会員が利用する動画配信サービスをおこなっているのがNetflixです。近年の成長は著しく、年間１７０億ドル以上（２０２１年）を超える予算を投入して制作するといわれているオリジナルコンテンツと、そうしたコンテンツを会員に提案する「レコメンデーション機能」が、他の動画配信サービスとは一線を画しています。

もちろん、会員に動画コンテンツを提案するために、どのコンテンツを見たのか、あるいは見なかったのかはもちろん、どのようなジャンルが好みで、監督やキャスト、脚本などのデータを組み合わせて、個々の会員の視聴傾向を分析しています。

このように細かいデータを収集する一方で、**Netflixではメンバーの年齢や性別は特別に重要な情報ではないのです。**なぜなら、どんな作品が見たいかは年齢や性別などである程度は違いがあるのかもしれませんが、それ以上に個々の好みは違うので、年齢や性別などの情報は使う必要はないと判断しているからです。

こうした流れはネットの世界でも起こっていて、例えばツイッターをはじめとするSNS（ソーシャルネットワークサービス）での発信も、世界中で誰が何を呟《つぶや》いていても、その人の年齢など誰も気にしていません。

このように、世界がどんどんエイジレス社会に向かっているなか、日本だけが世界のなかで取り残されているのです。

物忘れを年齢のせいにしていませんか？

「歳を取ったので記憶力が落ちた」
「最近、物忘れが多くなってきた」

きっと多くの人が、自分が歳を重ねるにつれて脳の働きが衰えてしまったと考えていると思います。

ですが、脳科学者である私の立場からいえば、これは事実に反しています。

たしかに、以前は人間の記憶力は若者のほうが優れているというのが通説でした。脳細胞は成人してからは新生しないと思われていたからです。

しかし、**近年の脳科学の研究では、その通説が大きく変わりつつあります。成人の脳でも、新生し続ける神経幹細胞の存在が明らかになったからです。**

つまり、学習や記憶、脳の損傷の修復は、大人になってからも十分に可能だということ。**「歳を取ったので記憶力が落ちた」「最近、物忘れが多くなってきた」というのは、私の分析によれば単なる甘えや言い訳にすぎないのです。**

年齢を理由に弱音を吐いているだけでは、脳がいきいきと働くことはありません。私たち人間の脳というのは、ある程度の負荷をかけることで活性化していくからです。

「自分を追い込んでいかないと、本物の力にはならない」

これは、日本でもっとも有名な建築家の1人である安藤忠雄さんの言葉です。

安藤さんは、表参道ヒルズ（東京都）、直島《なおしま》の地中美術館（香川県）、ベネッセハウスなど、数多くの著名な建築物を設計しています。経済上の理由で大学には通えなかったそうですが、1日15時間の猛勉強で、建築科の大学生が4年かけて学ぶ内容を1年で習得し、独学で建築士の資格を取得したことは有名なエピソードです。

そんな安藤さんは、2度のがんを経験して膵臓《すいぞう》など5つの臓器を摘出した体になった今でも元気に活躍されています。

冒頭のような感覚を実感しているシニアは少なくないですが、そうした感覚は能力の問題よりも意欲の問題だといえます。

若い頃は大学受験や入社試験のため、あるいは仕事で否《いや》でも応でも脳をフル活用して学習したり仕事に取り組んだりしなければならなかった人も、年を重ねるうちに脳をフル活用する機会が減少してしまいます。ただでさえ、電話番号もスケジュールも、スマホが私たち人間の代わりに記憶してくれる時代です。

脳細胞もいわば筋肉と同じで、年齢にかかわらず使わなくなったら記憶力は弱まります。ただし、筋トレやランニングで再び筋肉がつくように、記憶力の低下も物忘れも、その人の行動変容によっていかようにも伸ばすことは可能なのです。

そこで、もし記憶力の低下や物忘れが気になる人は、これをきっかけに、「脳をもっといきいきと使おう」という方向にマインドチェンジしてみてはいかがでしょうか。

それこそが、エイジレスな生き方をする足がかりになるからです。

加齢に伴う脳の変化を知っておくことも大事

「まだまだ、自分の脳は元気だ！」

一方で、こんなシニアの方もいるかもしれませんが、ちょっと油断をすれば、たちまち脳の老化が進む可能性があることも知っておく必要があります。そこで、加齢に伴う脳の変化のメカニズムについて、少しだけ触れておきましょう。

私たちの脳は、年を重ねるにつれて知らず知らずのうちに少しずつ変化していきます。これは徐々にではありますが、脳が萎縮しているからです。

脳の重さは、成人でおよそ１２００〜１５００グラム、20歳頃に重さがピークを迎えます。ところが、個人差はありますが、50歳頃を境として脳の萎縮によって重さが減少していき、90歳頃までにピーク時のおよそ10％軽くなるといわれています。

脳の加齢に伴う変化

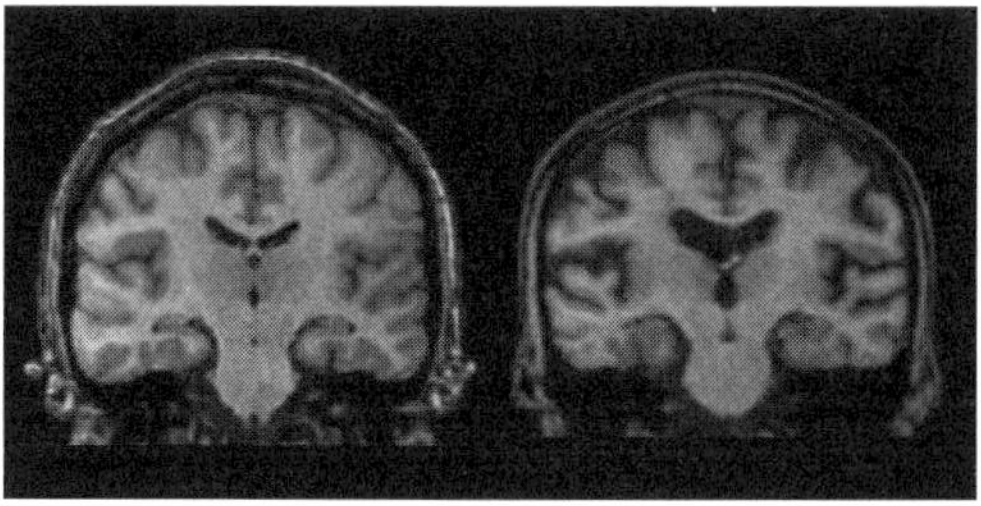

写真：20代の脳と70代の脳の比較
出典：公益財団法人長寿科学振興財団

特に「前頭葉《ぜんとうよう》」は、加齢に伴う変化が目立つ部位だということが、脳科学の研究でわかっています。

前頭葉とは、「物事を考える・記憶する」「感情をコントロールする」「状況を判断する」「臨機応変に対応する」など、人間にとって極めて重要な働きを担っているため、〝脳の司令塔〟とも呼ばれる重要な部位です。

前頭葉の萎縮を知るための検査は、主にMRIやCTを利用しますが、近年ではこのMRI画像に解析処理を施して解析する「VSRAD（ブイエスラド）」という検査法があります。

さらに前頭葉は、人格や性格にも深い関わりがあります。**前頭葉が萎縮し思考や判断のコントロールができなくなると、自分がやりたいことを思い通りにでき**

ず、その結果、不満や怒り、意欲の低下につながってしまう可能性があるのです。

つまり、多くの人が誤解していますが、**「いい人」と呼ばれる人は表面的なやさしさなどではなく、「脳の前頭葉が感情のコントロールをできている人」なのです。**

「あの人は認知症になって人格や性格が変わってしまった」

シニアになれば、そのような周囲の人の変化にショックを受けたこともあると思いますが、これは前頭葉が萎縮していることが要因だと考えられています。

前頭葉は理性や感情のほかに、社会性をつかさどる部位でもあります。

認知症によって前頭葉に支障をきたすと、どうしても理性のコントロールが効かなくなり、つい感情的に振舞ってしまうことがあるのです。

以前なら、「怒るようなことではないな」と判断できた場面でもカッとなって怒ってしまったり、社会的にモラルのない行動をしてしまうケースがあります。そのため、周囲からするとまるで人が変わったように見えてしまうのです。

「ジェロンテクノロジー」が年齢を気にしない武器となる

加齢に伴って肉体が衰えたり、脳の働きも変化したりするわけですが、今ではさまざまなテクノロジーが発展して、シニアが直面するそうした問題をサポートしてくれています。

皆さんは、「老年学」という学問をご存じでしょうか。

老年学とは、ロシアの免疫学者でノーベル生理学・医学賞を受けたイリヤ・メチニコフによって１９０３年に提唱された学問です。

まだ比較的新しい学問なのですが、**年齢を重ねるに伴って起こり得るさまざまな肉体的、精神的な課題を解決して、人生をよりよく生きるための方法を探求していくことを目的とした学問**で、英語では「ジェロントロジー」と呼ばれています。

そして近年、この老年学の研究や成果をテクノロジーで実現しようというのが「ジェロンテクノロジー」です。

ジェロンテクノロジーは、単なる研究だけにとどまらず、シニアが暮らしやすい、生きやすい社会にするためのテクノロジーを研究しており、その範囲は多岐にわたります。

例えば、年齢を重ねるうちに、「昔から読書は好きなのに、老眼で本が読めなくなった」という人も、今ではタブレット端末で本が読める時代になりました。また、「あれ、なんだったっけ?」ということがあったとしても、曖昧な言葉でもパソコンやスマホでネット検索ができるので、ど忘れを補うことができるようになりました。

例えば、一緒に暮らしている家族であっても、おじいちゃん、おばあちゃんの認知機能が低下しているかどうかの判断はなかなか難しいもの。そのようなときに役立つのがコンピュータを用いた「認知機能アセスメントツール」です。

認知機能のアセスメントは、これまで紙と鉛筆でおこなうアナログな検査が一般的でしたが、近年はコンピュータ化されたテストやデータシステムが開発されており、端末を操作することで認知機能が低下しているかどうかを判断してくれるのです。

ほかにも、シニアや認知症の人が道に迷って家にたどり着けなくなったり、徘徊《はいかい》してしまったときに、どこにいるのかを探し出すＧＰＳシステムや、銀行やネットショッピングなどで使用するパスワードを記憶することが困難なシニア向けの生体認証などもジェロンテックの好例だといえるでしょう。

このように、シニア層の生活における問題を研究し、求められる技術の開発が日々進められています。

成熟には成熟なりの価値がある

こうしたテクノロジーの進化発展によって、「もう〇〇歳だから」「もっと若かったら」といった、年齢を言い訳にすることに終止符を打つことこそがエイジレスの本質であり、年齢を気にせずにさまざまな活動を続けられる時代になっているという根拠でもあるのです。

「エイジレス」という考え方と向き合ったとき、真っ先に思い出すのは、ソニーで10年間にわたり社長、会長を務めた出井《いでい》伸之さんです。

私も、出井さんにはソニーが「クオリア（QUALIA）」というブランドを立ち上げたときにとてもお世話になったのですが、84歳で亡くなる直前まで元気活発に働いていてみえたといいます。**たとえ何歳になっても自分の限界を決めつけなかった出井さんの**

生き方こそ、まさにエイジレスの考え方そのものなのです。

今という時代は、年齢を気にせず何歳になっても元気で活躍できるエイジレス時代を迎えており、エイジレスな生き方を目標にすべき時代だということを、まずは申し上げておきたいのです。

先日、ピアニストのマルタ・アルゲリッチとヴァイオリニストのギドン・クレーメルの来日公演に出かけました。アルゲリッチは世界のクラシック音楽界で高い評価を受けているピアニストの１人であり、クレーメルは独創性に富み、トップ・ヴァイオリニストとしての地位を不動のものにしています。そんな２人の二重奏に酔いしれました。**アルゲリッチは81歳、クレーメルは75歳ですが、2人とも実に若々しく、ステージでは年齢を感じさせないほどの眩《まばゆ》い輝きを放っていたのです。**

ひと昔前には、年を重ねる、すなわち成熟するということが、私たち日本人にとってひとつの価値だと考えられていました。

ところが、今ではそうした価値観も大きく変わり、「いつまでも若々しい心と体を維持したい」「実際の年齢よりも若く見られたい」といったことに価値を見出し、巷《ちまた》ではアンチエイジングの最新トレンドを追いかけるシニアが増えてきているようです。

もちろん、こうした最近の価値観を真っ向から否定するつもりはありませんが、アルゲリッチとクレーメルのように、**年齢を重ねることの価値、成熟の価値を改めて考え直すことが、必要以上に年齢を気にしないエイジレスな生き方をするためのヒントになるはずです。**

「私たちとは、生きている世界が違う」

そんな声が聞こえてきそうですが、アルゲリッチとクレーメルのような、本書のテーマであるエイジレスな生き方を誰もが目指すことは可能だし、私は目指すべきだと考えています。

年齢ばかりを気にして、「自分はもう何歳だ」「私にはこんなこと無理」などと思い込んでしまうと、脳がしっかり活動しなくなり、老化の一途をたどってしまいます。そしてこれは、シニアに限った話ではなく、若者でも脳をしっかり活動させなければ、どんどん老化していってしまいます。特に、年齢を気にしすぎる日本では、「もう○○歳だから」「まだ○○歳だから」といった固定概念があちこちに存在しています。これが厄介で、「年相応に振舞わなければならない」といった、いわば同調圧力が生まれてしまっているのです。

そこで、まずはそうした年齢を気にするなかでとらわれてしまう、固定観念や同調圧力による思い込みを外すことが先決になってくるのです。

「成熟には価値がある」

まずはこうした気持ちで毎日を送ってみてはいかがでしょうか。

実際に、脳には年を重ねても活性化する〝衰えない底力〟があります。それはまるで熟成するワインのように年を重ねるごとに魅力が増していくということです。知識が深く、じっくりと物事に取り組んでいたり、あるいは、豊富な経験から若者の相談相手になってあげるなどといった場面は多くあるはずです。

私たち人間は、年を重ねていくと、「物忘れが多い」「疲れやすい」など、ネガティブな部分に目を向けがちですが、年を重ねることによって、人生経験を重ねることによって、成熟していく知的な能力があるのです。

脳のさまざまな変化を半世紀以上も追跡調査してきたワシントン大学の「シアトル縦断研究」によれば、**約5000人を対象に認知力を測る6種のテストを実施したところ、4種で高齢者の成績が20代よりもよかったという、驚きの研究結果となったのです。**記憶力と認知のスピードには加齢に伴う低下が見られましたが、言語力、空間推論力、単純計算力と抽象的推論力は向上していたそうです。

この研究は、加齢による記憶力の低下には個人差が大きいことも明らかにしましたが、被験者の15%は高齢になってからのほうが若いときより記憶力が優れていたのです。

年齢を重ねるメリットに着目してみる

まだ若いことや未熟であることで、できないことはたくさんあります。

確かに私も、今考えると、若いときには経験値がなかったので、できないことがたくさんありましたし、無知で未熟だったと思います。

でも、**歳を重ねるとともにさまざまな経験を積み重ねて、身も心も成熟して、どんどん経験値が上がって、できることも増えて、人生が充実して楽しくなっています。**

これはシニアの皆さんも同じではないでしょうか。

なぜ、このようなことを申し上げたのか。

「若いことに価値がある」

そう考えているシニアも多いかもしれませんが、そうした考え方は改めて、年齢を重ねるメリットに着目することが、エイジレスな生き方へとつながるのです。

海外のニュースを見ていると、1960年代後半から70年代後半のアメリカのニクソン政権・フォード政権で国務長官として外交手腕を発揮したヘンリー・アルフレッド・キッシンジャーが、ウクライナ情勢について「世界経済フォーラム（ダボス会議）」のオンラインで語ったことが話題になっていましたが、その際、ヨーロッパのメディアの対応が「エイジレスだな」と感じました。

今日に至るまで**米国の外交や安全保障政策に多大なる影響を及ぼしてきたキッシンジャーは御年99歳です。それでも、ヨーロッパのメディアはキッシンジャーをシニア扱いせず、むしろその鋭い知見をリスペクトしていました。**日本のメディアであれば、そうした対応はできないでしょう。きっと発言の内容よりもキッシンジャーの年齢を取り上げて、「キッシンジャーさん、99歳にもかかわらずまだまだお元気なご様子でした」などといった感じで報じるのでしょう。

私が英国のケンブリッジ大学に留学していたときに、お世話になったホラス・バーローという教授がいました。

バーロー教授は、チャールズ・ダーウィンのひ孫で、世界最大級の陶磁器メーカー、ウェッジウッド家にもつながる家柄です。８００年以上の伝統を誇るケンブリッジ大学を構成するさまざまなカレッジのなかでも、アイザック・ニュートンや、哲学者のバートランド・ラッセル、ルートヴィヒ・ヴィトゲンシュタインなどの卒業生がおり、ノーベル賞受賞者を30名以上輩出している名門、トリニティ・カレッジのフェローです。そんなバーロー教授は私の大切な恩師なのですが、２０２０年に98歳で亡くなってしまったことは残念で仕方ありません。

私が最後にバーロー教授にお会いしたのは、**バーロー教授の95歳の誕生日を祝うパーティーがケンブリッジのカレッジで開かれたときでした。そのときのバーロー教授はとてもお元気で、精力的に研究を続けているとのことで頭もシャープで、「年齢を重ねるごとに思考が進化しているな」と思うほどでした。**

脳の部位と仕組み

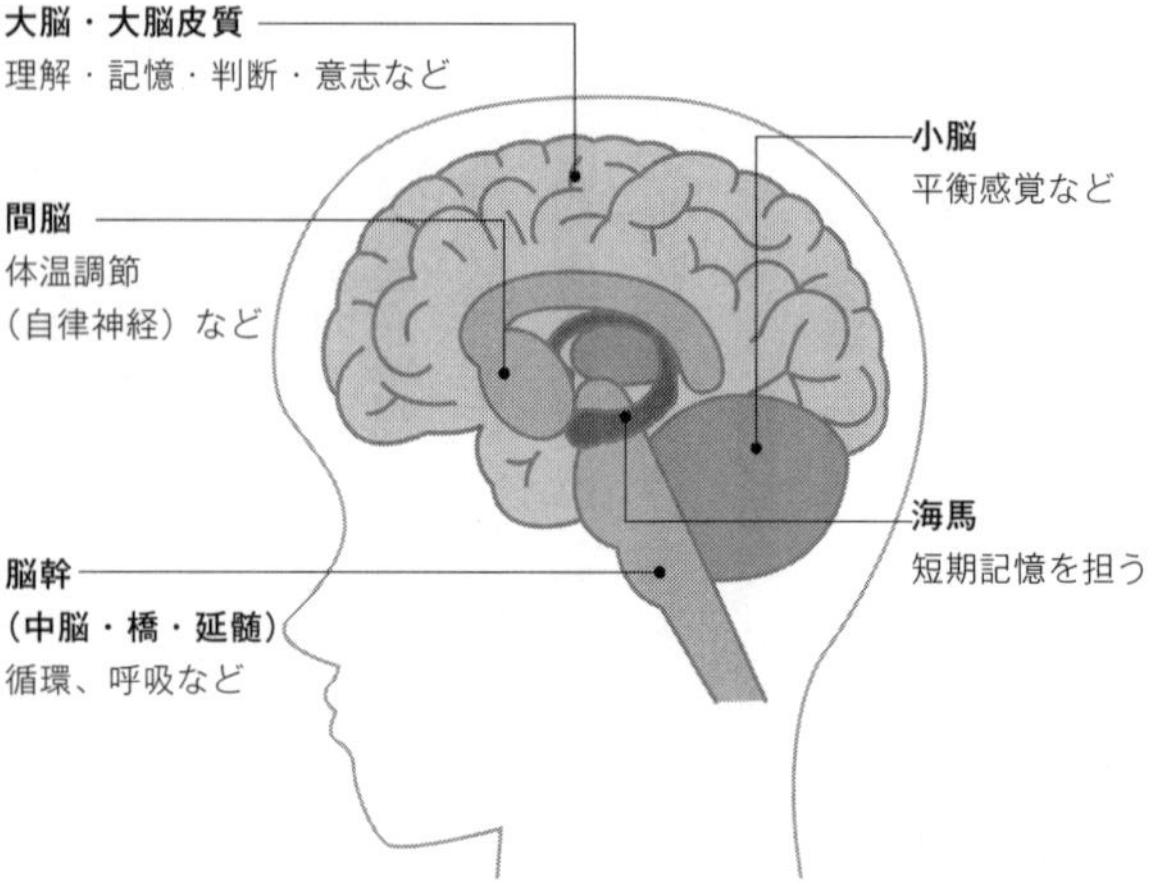

出典：東京大学医学部・医学部附属病院 健康と医学の博物館

実は、年齢を重ねるメリットは脳の働きにもあるのです。

例えば、**物事を考える力**。これは明らかに若いときと比べて、年齢を重ねていくにつれて深くなっていきます。

他にも、**洞察力や決断力といった力も、年齢を重ねていくほうがより鋭くなる。**なぜなら、「脳の学習メカニズム」というのは一生続いていくもので、それは日々進歩しているというのが脳科学の常識となっているからです。

ドーパミンが、何歳の脳であっても成長させてくれる

「茂木さんは、いつもエネルギッシュですね！」

これは、私と日頃一緒に仕事をしている人たちからよくいわれることです。

私自身、何か特別なことをしているわけではないのですが、ここで私の日常的な一日の活動をご紹介しておきます。

朝起きて、最初にやるのはツイッターのトレンドワードをチェックすることです。ツイッター上で今、話題になっているニュースがすぐにわかるからです。トレンドを確認するのは、一般のニュースでは出てこない若い世代の情報を効率よく収集するためです。

その後、近くのコンビニまで歩いておこなって目を覚まします。なぜ、私が起きた

らすぐにコンビニまで行くのかというと、戸外の太陽の光を浴びるためです。これには科学的根拠があります。朝、太陽の光を浴びると、網膜から光が入り、視神経が刺激を受ける。その刺激が脳内の視床下部《ししょうかぶ》の視交叉上核《しこうさじょうかく》に伝わります。それによって、脳の覚醒《かくせい》を促すホルモンであるセロトニンが放出され、朝になると目が覚めて、夜になると眠くなるという生体リズムが整えられていくからです。

　コンビニから帰ってきて取りかかるのが、朝の連続ツイートの執筆です。自分のツイッター上に、今気になっていることを連続でツイートしてあげていくというものです。

　それが終わるとメールをチェックして、次に朝食を食べながら新聞を読み、そしてランニングをした後にシャワーを浴び、本格的な仕事に入っていきます。

　日によってやることが違いますが、実験のデータ解析や論文の読み込み、必要に応じて数件の打ち合わせや取材対応、移動中のタクシーでは雑誌の原稿を書きあげたり、読まなければいけない本を読み込んだり。そのほかにも、テレビやラジオの収録をしたりしています。

夜は情報交換を兼ねて、さまざまな業界で活躍している方たちとの会食といったような1日を過ごしています。

ありがたくも、日々忙しく仕事に向き合っているおかげで、達成感と心地よい疲労を感じながらベッドに横たわります。

自分でいうのも恥ずかしいのですが、**もし私がほかの人から見ればエネルギッシュだとするならば、それは毎日、脳に程よい負荷をかけながら何かを達成しているからにほかなりません。**

皆さんも、学生時代を思い出してみてください。一所懸命考えて問題が解けたり、課題を解決できたりしたときの感覚を。「わかった！」「できた！」という喜びでいっぱいだったはずです。このとき、脳のなかでは「ドーパミン」という物質が分泌されています。「はじめに」でも述べましたが、ドーパミンとは快感を生み出す脳内物質の1つで、この分泌量が多いほど大きな喜びを得ることができるのです。

すると脳は、このときの喜びが忘れられず、ことあるごとにその快感を再現しようとします。そして、もっと効率的にドーパミンを分泌するため、脳内では神経細胞がつながりあって新しい神経回路が生まれます。つまり、脳が活性化して成長するのです。

そして、快感を生み出す行動がクセになり、再び新しい問題に挑戦するようになります。このサイクルを**「脳の強化学習」**といいます。**これを繰り返すことにより、思考の老化を防ぎ、いつまでも若々しい脳を保つことができるのです。**

私自身、この脳の強化学習によって、10年、20年前よりもさまざまなスキルが上がっているなと感じているくらいです。

私は普段から、脳には無限の可能性があると強調しています。言い換えれば、何歳になっても脳は成長することができるということです。

コシノジュンコさんのドーパミン脳の強化学習

昨年、世界的に活躍するファッションデザイナーのコシノジュンコさんが、フランス政府から国家勲章であるレジオン・ドヌール勲章シュバリエを授与されたパーティーに、私も参加させていただきました。

その表情には、「私はまだまだやります！」という自信がみなぎっていたのがとても印象的でした。

そんなコシノさんとは、以前にラジオでもお話しさせていただいたことがあるのですが、コシノさんがおっしゃっていた言葉が興味深かったので、ここでご紹介したいと思います。

「私はサービス精神旺盛なんですけど、自分もびっくりしたいんです。人のために見

えるけど、実は自分のためなんです。だから他人事で、誰かのために犠牲になるっていうのはダメなんです。一緒になって楽しみたい。だから本気になるんです」

この言葉を脳科学のメカニズムに当てはめると、「自分もびっくりしたい」というのが、脳を若々しくするヒントになっています。そのキーワードは、先にも紹介したドーパミンです。

ドーパミンは、新しいことができたり、嬉しいことがあると放出される物質なのですが、コシノさんのように「自分もびっくりしたい」というときにもドーパミンを放出されることが、脳科学の研究でわかっています。

自分にミッションを課して、それができた自分に「わー！こんなこと、できちゃったよ」とびっくりしたい。いわば自分へのサプライズです。そうした自分の能力基準を超えることでドーパミンは放出されるのです。

脳の中では、ドーパミンが出る前におこなわれていた行動を強化する**「脳の強化学**

脳の強化学習

強化学習は記憶や報酬などの試行錯誤によって学習を行う方法

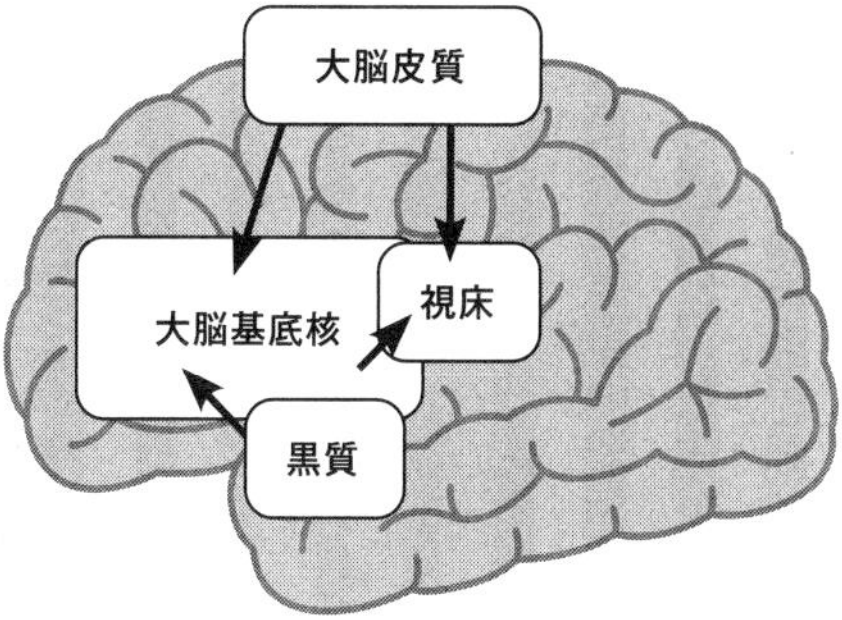

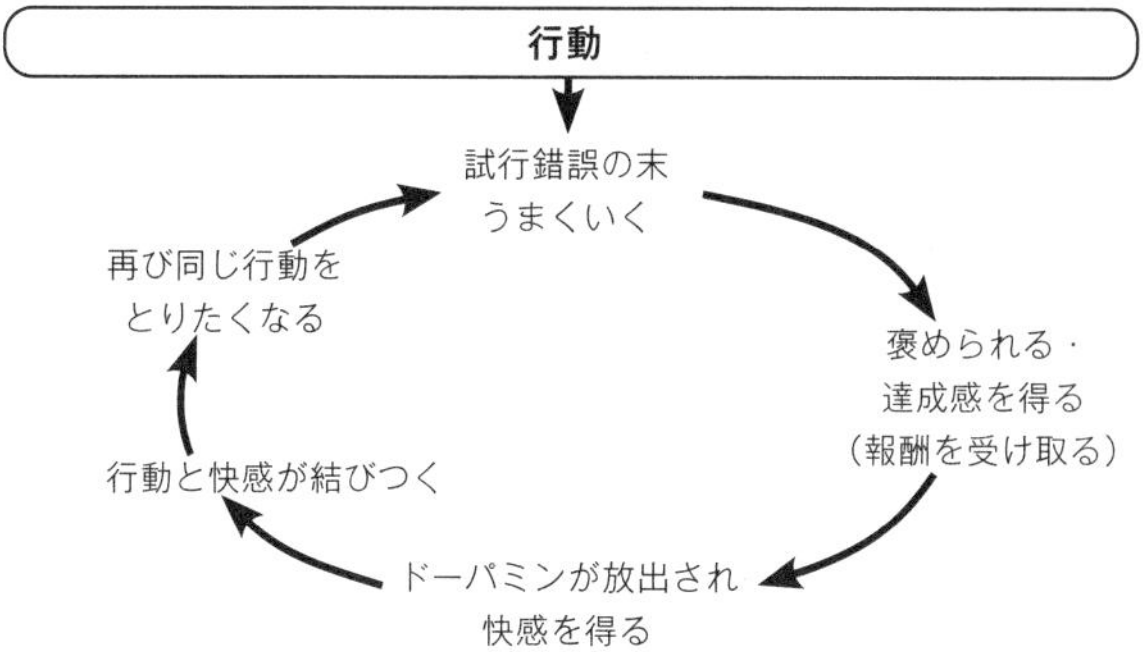

出典：茂木 健一郎著
『脳を活かす勉強法』
（PHP 研究所）

習」が起こります。

ただし、脳の強化学習のサイクルを回す方法についてのポイントがあるので解説していきましょう。

脳の強化学習のサイクルを回すポイント

皆さんにも経験があると思いますが、今までできなかったことができるようになったときというのは本当にうれしいものです。このとき、私たちの脳の中ではドーパミンが分泌されています。

ドーパミンは快感を生み出す脳内物質なので、その分泌量が多いほど、大きな快感や喜びを得るわけですが、**脳はこのドーパミンが分泌されたときにどんな行動をとっていたのかを記憶し、ふたたびその快感を再現しようとするのです。そこでその行動を二回、三回と繰り返すたびに、その行動は上達していきます。これが脳の強化学習のメカニズムです。**

これを勉強で考えるとわかりやすいかもしれません。

例えば、算数が苦手な子がいたとします。その子が「頑張って算数の問題に取り組む」→「問題が解ける」→「ドーパミンが出る」→「脳が快感を得る」→「問題が解けたことを脳が記憶する」→「脳は快感を再現しようとする」→「ふたたび算数の問題が解けるようになる」

このようなサイクルを回すことで算数の問題を解くという行動が強化されます。これが脳の強化学習のサイクルが回るということなのです。

脳の強化学習のサイクルを回すポイントとして、まずドーパミンは何かに取り組んだり、挑戦する際に易しすぎても難しすぎても分泌しにくくなります。易しすぎると脳が怠けてしまうし、難しすぎるとやる気を失ってしまいますので、ちょうど良い難易度でなくてはいけません。

理想としては、自分の実力を全力で出して、やっと越えられるようなハードルがあると、そのハードルを越えたときに一番良質のドーパミンが分泌されるわけです。

最初は戸惑うこともあるかもしれませんが、軌道にのって調子が出てくると、あとは勝手に回ってくれます。それができない人は最初のきっかけがつかめていないだけ。なぜなら、最初の1、2回転がものすごく難しいからです。

特に、脳の強化学習のサイクルに邪魔になるもの、それは他人と比べること。つまり劣等感です。劣等感を持つと、どうしても最初のアクションを起こさなくなってしまうので、注意しなければなりません。

そうならないためには、**「自分で自分にミッションを課す」という方法を私は強くおすすめしています。**なぜなら、自分が課したミッションは誰のことも気にすることなく、周囲と比較することなくマイペースに取り組むことができるからです。

私自身、脳にドーパミンという栄養を与え、脳の強化学習のサイクルを回すために、自分に課しているミッションがいくつもあります。おそらく、それらを遂行するのに少なくとも10年はかかりそうです。

もちろん、自分に課すミッションは人から与えられるものではないので、自分が取り組みたい、挑戦してみたいものだけでもじゅうぶん効果があります。

例えば、絵を描いてどこかで発表するとか、俳句を詠む同好会を設立するなど、何でも構いません。

近年では、ＩＴを使いこなすアクティブシニアも多く、「おばあちゃんユーチューバー（ユーチューブへ自作の動画を投稿する人）」や「ＳＮＳおばあちゃん」といった方がトレンドになっているのを目にします。

そういう方はまさに、「こんな年齢だから」と言い訳などせずに、ドーパミンをドバドバ放出して、いつまでも若々しい脳を持ち続けているのです。

社会的な役割が変わると脳の働き方が変わる

「定年を迎えてから、急に無気力になった」

たびたび耳にする言葉です。

たしかに、会社員としてバリバリ働いていた仕事中心の生活から、定年を迎えて心身ともに大きな環境変化にシフトすることは、思いのほか難しいのかもしれません。

これを脳科学のメカニズムで説明すると、社会的な役割が変わると脳の働き方が変わることが原因です。

定年退職をして仕事から完全にリタイアすると、「居場所が見つけられない」「肩書がなくなる」などといったことで、脳の働きに変化が起きてしまいます。

特に、それまで仕事一筋で生きてきたような人であれば、退職によって人付き合いがなくなってしまう、外出する機会がどんどん少なくなって引きこもってしまうことが多くなります。

自宅から外出することがなくなってしまうことによって、さらに脳の機能が低下してしまい、脳の衰えに苦痛を感じて、うつ病になる人が多くなってしまうのです。

では、そうならないためにどうすればいいのか。**脳科学者の私が出した結論とは、「アクティブシニアになろう！」ということです。**

アクティブシニアとは、「はじめに」でご紹介した20代、30代に匹敵する脳の働きを持つスーパーエイジャーとまではいかないものの、年齢に関係なく仕事や趣味などさまざまなことに意欲的でアクティブに活動するシニアのことです。

健康意識や自立意識が高く、新しい価値観を積極的に取り入れようと非常に意欲的なのもアクティブシニアの特徴です。

いうまでもなく、そうしたアクティブシニアの持つ意欲こそが、いつまでも元気で若々しい脳でいられる秘訣だからです。

アクティブシニアになるために必要な好奇心を持とう

「急にアクティブになれといわれても……」

そんなふうに不安に思う人もいるかもしれません。

ですが、ちょっとした心がけひとつでアクティブシニアの仲間入りをすることができるというのが私の意見です。

大事なのは好奇心を持つこと。好奇心は、脳のもっとも大事なエネルギーの源です。

やはり、好奇心がある人は何歳になっても学ぶ意欲がありますし、活発に行動します。孫ができても友達と連れ立って旅行へ出かけたりするような人は、ほぼ例外なくアクティブシニアで、元気で若々しい脳の持ち主だといえるのです。

そもそも、なぜ子どもの脳は元気で若々しいのでしょうか。「まだ若いから」という答えが返ってくるかもしれませんが、子どもはまさに好奇心の塊。それが元気で若々しい脳を育てている要因となっているのです。

年齢に関係なく、人はまだ見たことがないもの、経験したことがないものに対して、「一体これはなんだろう？」という好奇心を抱きます。その結果、未体験のさまざまなことに挑戦していけるのです。

脳は、今まで体験したことがないことを経験すると、ドーパミンが放出されます。ドーパミンは、脳にとってのいわば報酬となるわけです。

脳にとっての報酬であるドーパミンを放出するための起爆剤が好奇心を持つこと。それがアクティブシニアになるためには必要不可欠です。また、そうした好奇心をソーシャルなつながりに向けることも、ドーパミンを放出する大きなきっかけになります。

どんな人の中にも、自分が知らないこと、まだ経験したことがないことが眠っています。会食などを通じて、あるいは気の合う仲間をつくってお茶を飲みながらお話しすることで、私たちは新しいことを知り、学び、脳を強くすることができるのです。

このように、好奇心をずっと保ち続けることが、アクティブシニアになるための鍵となります。そのためには**「自分らしさ」の壁をどんどん破っていくことを、私はおすすめします。**多くの人が「自分はこうだ」「これが自分らしい」と決めつけていますが、それを常に打ち破っていくことが大事なのです。

そうした心意気に、脳はしっかりと答えてくれるものです。なぜなら、人間の脳の中には、それだけの能力やキャパシティが潜在しているからです。

特に、現代は多様性の時代です。また情報環境が変わって、いろいろなことが学べる状況になっているので、今こそアクティブに動いた人が時代の勝者となっていくのです。

アクティブシニア、養老孟司先生の好奇心

このように、好奇心は脳の若々しさのもっとも大事な源だということがご理解いただけたと思います。

私はよく、自分の脳年齢を「小学校5年生」と公言しています。

これはどのようなことかといえば、小学校5年生のときというのは、学校へ行くと常に新しいことがあったように思います。私は今、まさにそういう感じで人生を満喫しており、常に新しいチャレンジをしながら生きていると実感しているからです。

実際に、好奇心のタネは、あちこちに転がっているものです。

私でいえば、先日大学生と話しているときに、ゲーム開発で人気の「Unity」とい

うゲームエンジンを研究で分析に使っているという話を聞き、とても興味がわきました。

Unityとは、ゲームを開発するためによく使用する機能を1つのツールにまとめたもので、全世界で100万人以上の開発者が使用しているそうです。最近では「ポケモンGO」に使用されたことでも有名になりました。

また先日、老舗果物専門店・千疋屋《せんびきや》の前を通りかかったとき、シャインマスカットが2万7000円で売っていて、「いったいどんな美味しさなんだろう、食べてみたい！」と、ものすごく好奇心がかき立てられました。

人間生きていると、このように**「誰かによる熱が自分に伝わる瞬間」というものが必ずあるはずです。つまり好奇心というのは、そうした外部要因的な熱をいただくということでもかき立てられるのです。**

そんな私の周りを見渡して、好奇心旺盛なアクティブシニアとして真っ先に思い浮かぶのは、解剖学者の養老孟司《たけし》先生です。

２００３年に出版された『バカの壁』（新潮新書）がミリオンセラーとなり、今や「国民の教師」とでもいうべき存在になった養老先生。養老先生のアクティブシニアの流儀は、定年を迎えて無気力になってしまっている人にとって、おおいに参考になるはずです。

私は、１９９７年に自身の脳科学研究の原点ともいえる『脳とクオリア』（日本経済新聞出版）を出版した際に養老先生に書評していただいて以来、ずっとお付き合いが続いていています。圧倒的に賢く、素敵な人であり、教えていただくことは数限りないといえます。

85歳になられた養老先生にとって、本を書いたり講演をしたりするのが世間とのつながりを持つことのように思います。また最近ではソーシャルな活動として、ユーチューブを立ち上げて視聴者のさまざまな質問に答えるなど、ますます忙しく精力的です。その一方で、**養老先生が情熱を注いでいらっしゃるのが虫の研究です。山の中で虫捕りをしたり、標本をつくったりといった、まるで中学生のように熱中した姿を**

拝見しています。先日もお会いしたとき、少年のように目を輝かせながらゾウムシの話をしていただいたことがとても印象的でした。

私たちの脳は、何かに熱中することで次第に活性化していきます。それは何歳になっても同じです。

そこで、シニアの皆さんも何か熱中できるものを見つけ出してください。なぜなら、熱中こそ脳が若返るためのパスポートになるからです。

養老先生のように、好奇心を持って何かに熱中し、社会から期待されてその期待に応えようとすると、脳もその期待に応えようと一気に働き出す性質があるのです。

第2章

アクティブシニアは
社会とつながり、仲間が多い

ソーシャルな刺激が脳をいつまでも若々しく保つ

アクティブシニアになる必須条件――。

その重要なキーワードのひとつが、「ソーシャル・コネクション」というものです。ソーシャル・コネクションとは、社会や他者とのつながりを持つこと。**私たちの脳はいくつになってもソーシャルな刺激があることで活性化していき、いつまでも若々しさを保つことができるからです。**

ところが、高齢化がますます進展する現代社会では、そうしたソーシャル・コネクションに対する問題を抱えている人も少なくないようです。

いくら現在、心身ともに健康なシニアであっても、社会的な孤立や他者とのつながりが極端に少なくなっていけば、脳が衰えて老化が進むのはもちろん、身体機能の低下や抑うつなどのリスクが高くなるという研究結果が出ており、シニア層の社会的孤立をいかに防ぐかが課題として提起されています。

内閣府が発表した「高齢者の日常生活・地域社会への参加に関する調査結果」（令和3年度）によれば、**過去1年以内に地域の社会活動に参加した高齢者は50・8%。その内訳は「健康・スポーツ」（26・5%）がもっとも多く、次いで「趣味」（14・5%）、「地域行事」（12・8%）、「生活環境改善」（9・8%）が続いています。**

その一方で、「活動または参加したものはない」という回答者は41・7%にのぼりました。つまり、10人に4人はソーシャル・コネクションが充実していないということです。

近年では、シニア層の町内会や自治会への参加率が低下し、地域コミュニティから孤立するシニアが増えてきています。特に定年退職をした後は、社会との接点がなくなり孤立するケースも珍しくありません。

健康に問題がある、生活が困窮しているなどの理由で地域コミュニティや社会との接触もほとんどなくなってしまっているようです。

皆さんは、「欲求5段階説」をご存じでしょうか。

欲求5段階説とは、人間性心理学の生みの親ともいわれているアメリカの心理学者アブラハム・マズローが**「人間は自己実現に向かって絶えず成長する生きものである」**と仮定し、人間の欲求を5段階で表したものです。マズローは、人間には5段階の欲求があり、低次の欲求が満たされると、もうひとつ上の欲求を満たそうとする心理的行動を提唱しています。

第1段階は生きていくために必要な基本的かつ本能的な生理的欲求、第2段階は安心安全な暮らしへの安全欲求、そして第3段階は社会や他者とつながり、受け入れられたいという社会的欲求が位置付けられています。

第4段階に承認欲求、第5段階に自己実現欲求と続くわけですが、**私たちがたとえ何歳になっても社会や人とのつながりを求めるのは、人間として自然な欲求なのです。**

マズローの欲求５段階説

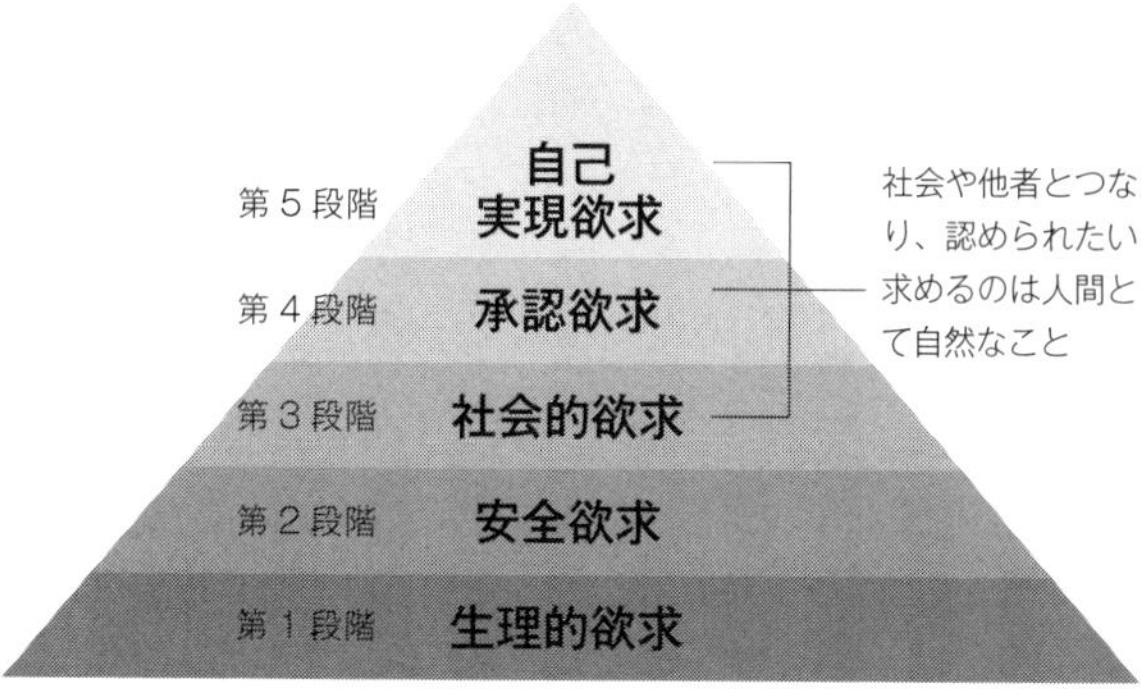

出典：公益財団法人長寿科学振興財団

このように欲求５段階説でも示されているだけでなく、脳科学的な視点からも、脳をいつまでも若々しく保つためにはソーシャルな刺激を持つことが大事になってきます。人と会話をしたり、身体や手先を動かすことで脳の活性化につながるからです。

日本は今後も高齢化がさらに進行していきます。

もし、就労やボランティア活動、生涯学習などの社会活動への参加はハードルが高いということであれば、近所の老人クラブや地域の少数コミュニティへの参加活動を通じて生きがいを見つけてみるのもいいかもしれません。

人とのつながりが資産だという感覚を持つことが大事

私は2015年に『東京藝大物語』（講談社）という本を上梓《じょうし》しました。

明日のアーティストをめざし、全国から才能が集う東京藝術大学という学び舎において、何者かになろうとあがく学生たちの悪戦苦闘、疾風怒濤の日々を、5年間講師として過ごした私が描いた青春小説です。

この小説に書いたことで、印象的な実話のエピソードがあります。

それは、**授業のあとにいつも上野公園で学生たちと飲み会をしていたこと。**小説の中では1年間ということにしましたが、実際には6年か7年くらいこの飲み会は続いていたのです。この飲み会には、東京藝大の学生だけではなく、実に多くの人が参加していました。そして、そこに来た人がお互いに勝手に友達になっていったりする。

つまりは、人のつながりがどんどん濃くなっていくのを私は横目で見ていたのです。自分のコミュニティの密度が高くなっていくと、いつしかそれが自分の知らないネットワークをも構築していくものです。

夏目漱石については、教員時代の教え子や漱石を慕う若手文学者が集まり、さまざまな議論をした「木曜会」という会合が有名です。

毎週木曜日に開かれたのでこの名がついたわけですが、芥川龍之介や内田百閒《ひゃっけん》、『三四郎』の野々宮のモデルとしても知られる寺田寅彦、鈴木三重吉などが集っていました。こうした多様な個性の集まりは、のちの漱石作品に少なからず影響を与えたといわれています。

こうした逸話もふまえ、**私が今ソニーコンピュータサイエンス研究所や東京大学でやっているゼミでもっとも重要視しているのは「一緒にご飯を食べる」ということです。**

私のゼミはまずランチから始まって、そのあとみんなで議論するというスタイルを貫いています。たまに私は、ほかの用事があって抜けることもあるのですが、そのあとも彼らは熱心に議論しているそうです。私がいなくても、研究室のメンバー同士で議論が深まっていって仲良くなっていくことで、研究チームとしての絆《きずな》が強くなっていると感じます。

シニアの方でいえば、町内会で自分が先導したイベントや食事会で、その町内会の仲間同士がより密になっていく。するといつの間にか、そこには温かいコミュニティが出来上がっている。そんなイメージでしょうか。

このように、コミュニティを耕していくのは、一見すると自分のためという利己的な行動のように思われますが、同時に他人のためという利他的な行動でもあるのです。

つまり、**サークルやコミュニティを強化するということは、自分だけでなくサークルやコミュニティの人間同士の絆が強くなっていくことも含めて資産なんだという感覚を持つことがとても大事だと私は思っています。**

結局、自分のいるコミュニティを耕すことは、回り回って自分のためになるというのが、私の経験から導き出した答えだからです。そこでは、変に自分がすべてをコントロールする必要はないということです。ふらっと来て、ふらっと帰る。そんな気楽な感じでも、サークルやコミュニティはどんどん成長していきます。

以前、AKB48などをプロデュースしている秋元康さんのご飯会によばれたことがあったのですが、秋元さんもそのサークルの中ではあまりしゃべらずに、みんなの話を微笑みながらずっと聞いていたのが印象的でした。そこで生まれる新しい人間関係などをきっと楽しんでいたのではないでしょうか。それがのちに、広い意味で「秋元ファミリー」となって、我々が想像もできないほどのエンターテインメント業界におけるエネルギーが生まれていくのでしょう。

私自身、サークルやコミュニティを生み出していくのは得意ではなかったのですが、そんな私が**皆さんにお伝えしたいのは、パーティーといった大げさなものではなく、集まる人みんなで持ち寄りということからはじめてみるのがいいでしょう。**

また、仕切るのが苦手な人は「コバンザメ戦略」といった形で、得意な人についていくというだけでも、大きな人生の資産を手に入れることができるかもしれません。

社会的孤立は脳を老化させる

日本は、先進国の中でも「社会的孤立」状態にある人の割合が高い国だといわれています。

社会的孤立という言葉について明確な定義はありませんが、一般的に家族や社会との関係が希薄で、他者との接触がほとんどない孤独な状態のことを指します。たとえ同居する家族がいても、家族との交流が乏しければ社会的孤立に陥ってしまう場合もあります。

人間の脳というのは、人との会話で神経細胞同士のやりとりが盛んになり、活性化していきます。

その一方で、会話がなく長期間過ごしていると、使われていない脳の神経細胞が少

社会とのつながりと認知症リスク

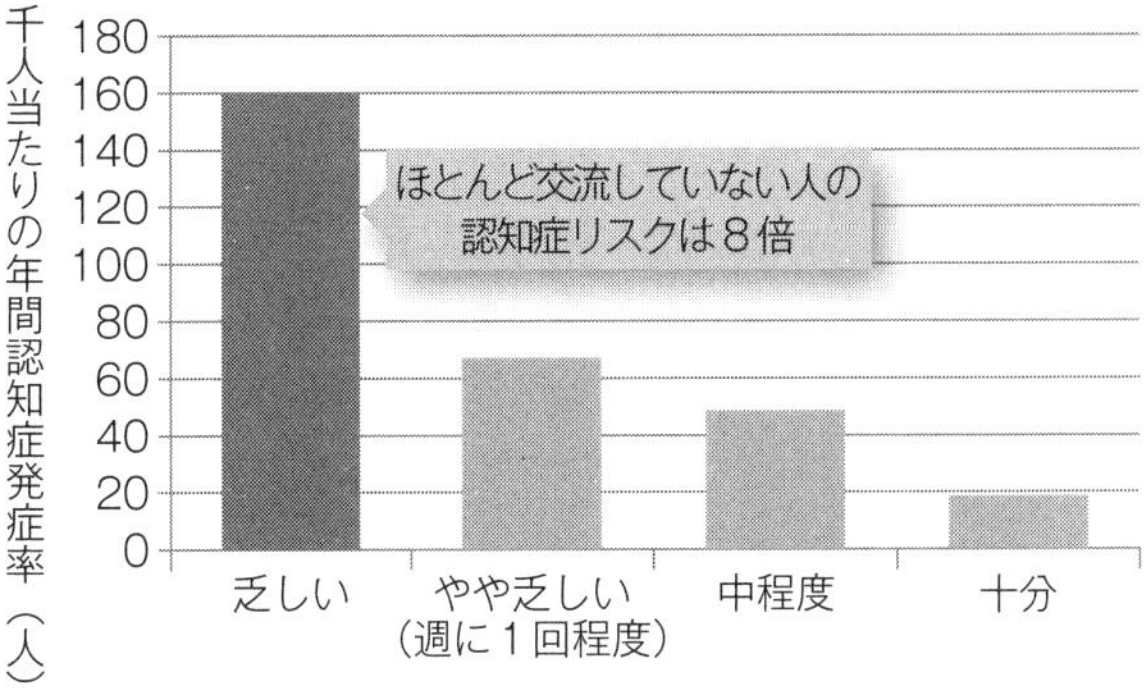

出典：日経 Gooday のサイトより、スウェーデンのカロリンスカ研究所がストックホルム在住 75 歳以上の高齢者 1203 人を 3 年間追跡した結果。(Lancet. 2000 Apr 15;355(9212):1315-9. より改変)

しずつ衰えてしまいます。つまり、**社会的に孤立して、他人との交流がない孤独状態になると脳が老化し、認知症のリスクが高まってしまうのです。**

この社会的孤立によるリスクについて、高い数字を挙げる研究機関があります。

スウェーデンのカロリンスカ研究所が、ストックホルム在住の75歳以上の高齢者1203人を3年間追跡した研究があります。

この研究では、家族や友達が多い人に比べ、他人との交流が乏しい人は認知症の発症率がおよそ8倍になるという結果が出たのです。

社会的な接触の度合いを4段階に分けて、最大のグループと最小のグループを比較した結果、こうした大きな数字が出てきました。

いずれにしても、社会的な孤立は認知症の大きなリスクであることは間違いありません。

それに、こうした**社会的孤立は、認知症のリスクだけではなく「クオリティ・オブ・ライフ」（単に生きるだけではなく充実した生活を送ること）を下げてしまうのです。**

友達からの誘いはなるべく断らない

「人付き合いは面倒くさい」
「でも、断ったら断ったでストレスを感じる」

かつては社交的だったという方でも、歳を重ねるにつれてこのような気持ちになってしまうことが多いようです。たしかに、シニア層は環境の変化から、自然と他者との付き合いや交流が少なくなってしまうことがあります。

また近年は、コロナ禍によってリモートワークや巣ごもり生活が一般化したため、意識しないと人付き合いの機会はさらに減っていってしまいます。

でも、シニアにとって人と関わりがある生活を送ることは、脳科学的にも極めて重要なことなのです。人付き合いが極端に少なくなると認知症リスクが上昇することは、先に述べたとおりですが、いつまでも若々しい脳を手に入れ、セカンドライフを楽しむためにも、人付き合いを増やすことが肝要です。

というのも、人付き合いが不足してしまうひとつの要因として「意欲の低下」が挙げられるからです。この意欲の低下は、明確な要因がひとつではない場合も多く、さまざまな要因が複雑に絡み合っていることが多いといえます。

ただ、はっきりいえることは、**脳の前頭葉による認知機能の低下を自覚して気持ちが落ち込むことで、人と会うことが億劫《おっくう》となってしまっていることが多いのです。だからこそ、適度な人付き合いは意欲や好奇心などを司る前頭葉の老化予防だけではなく、意欲の向上にも役立つのです。**

どの程度の人付き合いが適切かについては個人差がありますが、無理のない範囲で人付き合いできる友達を増やしてみてください。

きっかけは、趣味のグループや習い事を楽しんだり、老人会やサークル、ボランティア活動に参加したりするのもいいでしょう。

同じ悩みを共有したり、不安を理解してくれたりするような友達がいれば、不安や悩みを打ち明けることができます。私たちの脳は、人に不安や悩みを口にすることで気持ちは前向きになり、「ひとりではない」という心強さが精神的な安定になります。

気持ちが安定すれば、もっと会話を楽しみたい、旅行や買い物といった同じ目的意識で楽しみたいと人付き合いの機会も増えます。脳と体を動かし、さまざまな環境から刺激を受けることで、いつまでも若々しい脳でいられるのです。

そこで、脳科学者としての私のアドバイスは、「友達からの誘いはなるべく断らない」ということ。フットワークの軽さこそ、まさにアクティブシニアなのです。

私の周りのアクティブシニアの方たちの特徴のひとつは、フットワークが軽いという点が挙げられます。とにかく誘われたときの返事がはやい！　即断即決で「わかりました！　行きます！」という人が多いのです。やはり誘ったほうも、「どうしようかな」「ちょっと検討する」と返事を濁されるよりも、すぐに返事をもらったほうが気持ちいいので、またお座敷がかかるというわけです。

できるだけ複数のコミュニティを持っておく

先に紹介した内閣府の調査では、過去1年間に参加した社会活動を回答した人（1237人）のうち、参加してよかったと思う理由をみると、「生活に充実感ができた」（47・9％）が最も多く、次いで、「新しい友人を得ることができた」（36・5％）、「健康や体力に自信がついた」（33・1％）が続いています。

ここで着目したいのは、「新しい友人を得ることができた」というもの。ひとり暮らしのシニアが増え続けるなか、孤立や孤独は脳にとっても大敵だといえます。

アクティブシニアとして、**社会参加活動などを通じて人と関わり合う機会をつくることは、心の豊かさや生きがいが得られるため、脳の健康にもつながるというのが脳科学者としての私の考えだからです。**

「急に人とつながれって言われても……」

そう嘆くシニアも多いのではないでしょうか。

私が見ている限りで、シニアが絶対に若者に勝てないこと。そのひとつが社会や他者との「つながり力」です。ソーシャルメディアが発達し、複数のSNSを使いこなす現代の若者たちは、スマホひとつで簡単に社会や他者とつながることができています。

ところが、シニアは、そうしたソーシャルなつながりをつくるのが難しいと考えてしまいがちです。

問題は多々あるようですが、ひとり暮らしや夫婦だけのシニア世帯が増えたことや、昔は自然につくられていた地域でのつながりが希薄になっていることなどが挙げられます。そのような時代だからこそ、自らが求めて行動しなければ、ソーシャル・コネクションを構築することはできません。

ここで大事なポイントは、何もソーシャルメディアを使いこなすということではありません。どんな方法でも構わないので、できるだけ複数のコミュニティを持っておくということを強くおすすめします。

まずは2つ、3つ、趣味のサークルや同好会に入ってみる。意外とそれだけでも月に何回かは会合が入ったりするわけです。男性であれば、ちょっと身だしなみを整えて出かける。女性であれば、ちょっとお化粧して、お洒落な服を着て出かけるということで気持ちもワクワクしてきます。

このように、必然的にいろんな交流を持つことで、脳も若々しく保つことができるのです。

そしてもうひとつ。複数のコミュニティを持っておくべき理由を述べましょう。

それは、自分がつながっているコミュニティがひとつに限定されてしまうと、その相手に多くを求めて依存しがちになります。逆に、相手からも多くを求められ依存されがちになり、お互いに息苦しさを感じやすくなってしまうからです。

その一方で、同時に複数のコミュニティを持っておくと、何らかの事情でひとつのコミュニティでの人間関係がうまくいかなくなったり、遠方に引っ越して消滅してしまったりしても、他に第2、第3の自分の居場所があるという安心感が生まれます。

あまり肩肘をはらずに気軽な気持ちで、大小の関係なく、いろいろなコミュニティを持つことが大切なのです。

人とのつながりはネットとリアル、2つの軸で脳は元気になる

総務省の「通信利用動向調査（令和3年）」によると、個人のインターネット利用率は増加の傾向にあり、特に高齢の利用者の伸びが目立ち、**60歳以上を中心にネットやSNSを利用する人が増えていることがわかりました。**

それでもまだまだSNSを利用するメリットがわからないというシニアもいるかもしれません。

そこで、私なりのSNSの活用メリットについて解説したいと思います。

まず、SNSとはネットを介して、誰かとつながることができるサービスです。文章や写真、または動画を送り合ったりできることが特徴です。

また、不特定多数の人に向けて情報を発信することもでき、コミュニケーションの

個人のインターネット利用率（50歳以上のデータ）

	平成30(2018)年	令和3(2021)年
50～59歳	93.0%	95.2%
60～69歳	76.6%	84.4%
70～79歳	51.0%	59.4%
80歳以上	21.5%	27.6%

出典：「令和3年通信利用動向調査の結果」（総務省）

場として利用したり、情報集めや情報の発信に利用することができます。

プロフィールや写真などを見て、それこそ同じ趣味を持つ人とつながることも可能です。ネットワークを通じて新たな友達をつくったり、共通の趣味のグループに参加したりすることができるのも、SNSの大きなメリットなのです。

また、ネット上の人格はある意味では自分と違うものであってもいいというのが私の意見です。エイジレスに、自分が何歳だとかをあまり気にしないで自分の好きなことを発信できる。ほかにも、近年では男性だとか女性だとか、そういったことも関係なく、ひとりの人間として興味を持っていることをいろいろ発信できる。そして世界を見渡すと、国籍や言語も本当は関係ないと感じます。

脳科学的にも、ＳＮＳは誰かとつながりを持つことで、うつ病予防や認知症予防になると期待されています。自宅にいながら、いつでもどこでも誰かとつながっていると感じることができるからです。

ただし、ＳＮＳには意外な落とし穴があるのも事実です。

自分が投稿した内容への反応が承認欲求を満たさなかったり、さまざまなコミュニティに参加してＳＮＳ上での活動を広げすぎてしまったりすることで、ＳＮＳに依存しやすいデメリットがあるからです。

また、もっとも懸念すべきは、リアルな人との関わりをないがしろにしてしまうということです。**ＳＮＳばかりに人とのつながりを求めるのではなく、やはりリアルな人とのつながりがあってこそ、脳は活発に働くからです。**

ネットやSNSでは偶有性を楽しめるかがカギ

「ネット上に（本質的な意味での）悪人なし」（ただし一部例外を除く）これは、長年ネットやSNSをやっている私の持論です。

これまで、良くも悪くも多くの人とつながってきたのは、きっと何かのご縁があったからでしょう。そんな人たちとは、いずれどこかでリアルにお会いしたいなと考えています。

ネットやSNSで人とつながることで、私がいつも重要なポイントとして挙げているのが「偶有性《ぐうゆう》」への対応というものです。

偶有性とはその字のとおり、半ば規則的で半ば偶然の出来事を表し、ある程度は予想できることと予想できないことがあることを表現した言葉です。

ネットの世界は、偶有性に満ちあふれています。

そうした特徴をしっかりと理解しつつ楽しめるかどうかというテストでもあるのが、ネットやＳＮＳという世界なのです。それができる人はネットで人とのつながりが広がっていくでしょうし、それができない人はネットで人とつながることに躊躇《ちゅうちょ》してしまうのかもしれません。

そこで、**ネットの世界における偶有性への対応策をしっかりと学び、無限の可能性を秘めた人とのつながりを楽しんでほしいと思います。**


まず、最初のステップとしては、無理に投稿しなくてもいいでしょう。

ソーシャルメディアや動画の生配信、ネット掲示板などで発言をせずにただ読んでいるだけという行動を指す「ＲＯＭ《ロム》る」という言葉があるように、ただ読んでいるだけでも最初はいろんなことが学べるはずです。

そこから徐々に慣れてきたら、書き込みや写真、動画のアップをしていくのです。

そして、次のステップとしては、偶有性を歓迎するということ。

ネットやSNSで「炎上がこわい」という人をよく見かけます。

私自身、これまで何度もネットで炎上しましたが、炎上は逆にいえば「自分と意見が違う人と出会うチャンスである」と捉えています。

そのうえで、**あまりにも感情的な発言やひどい誹謗中傷の場合は無視するようにしています。こうした無意味な炎上への最善の策は無視をすること。これに尽きます。**

英語圏では、「トロール（自分にしつこく絡んでくる人）に餌を与えるな」という表現がよくされるのですが、しつこく絡《から》んできた人は無視し続けるようにしましょう。

よく、炎上してしまったときにあわてて〝火消し〟をしようと対応する人がいますが、実はこれは逆効果なのです。

なぜなら、匿名性や個人情報を保護するといったネットの性質上、どうしても激しい言葉のやり取りになってしまうので、いちいち対応していると火に油を注ぐ状態になるからです。

ただ、私自身も実際に経験しているのですが、いくらネット上で過激な発言をしている人でも、実際に会うと大抵の場合は本当にいい人だということがほとんどなのです。これが、冒頭の言葉につながるというわけです。

人とのつながりで重要な身体性と五感の回路

「人とのつながりは身体性をもって完結する」

これは、脳科学の世界でよくいわれていることです。

というのも、人とのつながりにおいて、ネットとリアルでは、脳が働く回路に大きな違いがあるからです。

では、人とのつながりにおいて、ネットとリアルとでは、どちらが脳を活発に働かせられるのか。その答えは想像に難くありませんが、やはりリアルでのつながりのほうが脳は活発化します。なぜなら、リアルで人とつながるとき、「身体性の回路」が強く働くからです。

脳のメカニズムとして、身体性の回路は身体感覚を司っている頭頂葉《とうちょうよう》という部位が活発に働きます。頭頂葉が活発に働くことで、前頭葉の運動野や補足運動野、運動前野といった身体感覚を司る部位が活性化されるのです。

また、**リアルな人とのつながりは五感をフル活用します。これもまた、身体感覚を司っている頭頂葉が活性化することがわかっています。**

その一方で、SNSやメタバース（コンピュータネットワークの中に構築された3次元の仮想空間やそのサービス）のテクノロジーがいくら発展しようとも、リアルで人とつながったときの脳活動とは比較になりません。むしろ、SNSやメタバースでは身体性の回路が活性化することはほとんどないのです。

例えば、人が顔を突き合せるリアル飲み会と、リモート飲み会を比較するとわかりやすいでしょう。

リやはりリアル飲み会のほうがはるかに身体性や五感の回路が刺激されるのです。

リモート飲み会を経験したことがある方であればわかるかもしれませんが、私もこのコロナ禍で何度かやった結果、やはりちょっとむなしい気持ちになってしまうのです。これは、身体性や五感の回路が刺激をあまり受けていない証拠でもあります。

我々人間は狩猟採集をやっていたころから、狩りをして獲った獲物をみんなで焼いて食べていました。あるいは、採集した木の実などを感謝しながらみんなで食べていたわけです。これがコミュニティの原点だと考えるならば、脳の働きもリアルな人のつながりに勝るものはないということです。

そう考えれば、若々しい脳を持つアクティブシニアを目指すのであれば、ネットよりもやはりリアルな人とのつながりを私はおすすめします。

脳科学的にも、対面で気の合う仲間と一緒にご飯を食べたり、お酒を飲んだりすることで、より多くのドーパミンが出ることがわかっています。だからこそ、会社でもどこでも、一緒にご飯を食べるという行為が極めて重視されているのでしょう。仲間としての絆を深めるうえではとても大事なことだということは、皆さんもすでにわかっているはずです。

自宅でもどこでも、人とつながれるSNSはたしかに便利です。リアルだとどうしてもあれこれ決めなきゃと大げさに考えがちですが、私が留学していたイギリスでは、ちょっとしたティータイムを大事にする文化が根づいていました。

例えば、紅茶とビスケット一個でちょっと話をする。あるいはパブで1杯だけビールを飲む。そもそもの目的は人と話をすることなので、そんな気軽さでリアルな人とのつながりを大事にしてみてください。

たちまち身体性や五感の回路が刺激を受けて、若々しい脳を手に入れることができるようになります。

あえて、自分に肩書きをつくってみる

定年を迎えて失うもののひとつに、肩書きがあります。

これが意外にもシニアに大きなダメージを与えているようです。日本人は異常なほど権威や肩書きに弱い民族だからです。

会社の社長を筆頭に、弁護士や医師、大学教授などの肩書きを見た瞬間に「すごい！」と思ってしまう人も少なくないはずです。

例えば、見た目はパッとしないおじさんでも、この人が社長とわかると途端に周囲から尊敬のまなざしを向けられたり……。

商品のセールスを受けているときでさえ、まったく同じ内容の説明をされても、なぜか「部長」という肩書きのある人のほうが、説得力があると感じたり……。

このように、想像以上に私たち日本人は肩書きによって相手を判断しているのです。

私自身は肩書きが好きでもないし、肩書きで人を判断することもないのですが、実に多くの肩書きを持っています。脳科学者、ソニーコンピュータサイエンス研究所シニアリサーチャー、作家、大学の客員教授、屋久島おおぞら高校の校長、ユーチューバーなどなど。このようにいろいろな肩書きがあるわけですが、**大事なのは肩書きよりも実質的に何をやるかということに重きを置くことです。**

とはいうものの、肩書きを失ったシニアたちの中には、「自分がどんな役割を担っているのか、他人に説明できない」と嘆いている人もいるかもしれません。

こうしたマインドでは、先に述べた「新しい役割の中に飛び込んでいく」ということを躊躇してしまうでしょう。

そこで、あえて自分で自分に肩書きをつくってあげればいいのです。

例えば、あるコミュニティに所属していたとして、もし自分が最年長であれば「相談役」といった肩書きをつくってみる。あるいは共通の趣味の集まりがあれば「会長」

という肩書きを名乗ったっていいのです。食事会でいつも幹事を任されているなら「名誉幹事」というのも立派な肩書きになります。

また、変にかしこまらず面白おかしく肩書きをつけるのもおすすめです。

例えば、私のゼミで「君は今日ＣＯＯだ！」とゼミ生に肩書きをつけてあげることがあるのですが、ＣＯＯとは「チーフ・お菓子・オフィサー」で、お菓子を調達する役割だったりするのです。

そうした肩書きがあることで励みになり、自分への期待を感じることができれば、脳はふたたびやる気を取り戻し、新しい役割の中にも飛び込んでいくことができるはずです。

物々交換による交換経済を大事にする

皆さんは、「トカイナカ」という言葉をご存じでしょうか。

トカイナカとは、テレビなどでおなじみの経済アナリストの森永卓郎さんの造語で、都会と田舎の中間に位置する郊外のことを指します。

森永さんは、以前から埼玉県所沢市に住み、「トカイナカ」暮らしを満喫しているそうです。森永さんは、そんなトカイナカを理想郷であるといい、家賃はもとより、生活においてもさまざまなメリットを提唱しています。

そんな**森永さんのトカイナカ暮らしで私が興味深いと思ったのが、「物々交換」というシステムです。**

森永さんは自宅付近に畑を借りて自分で野菜もつくっていて、周囲にも同じように野菜づくりをしている人がいるので、自分がつくっていない野菜はお裾分《すそわ》けという名の物々交換によって手に入れているといいます。

田舎暮らしなりの「交換経済」のようなものが存在しているのです。森永さんがおっしゃるには、タネや苗などは買わなくてもタダ同然で手に入るそうです。

昔から、**田舎の暮らしには相互扶助の関係性というものが大事にされています。いわゆる助け合いの精神です。そうした精神が人と人とのつながりを強くし、信頼関係を築き上げていきます。**

以前、長野県の諏訪大社で寅《とら》年と申《さる》年（6年毎）におこなわれる御柱《おんばしら》祭に行ったことがあります。御柱祭は日本三大奇祭のひとつで、無形民俗文化財として長野県に指定されているお祭りです。

このお祭りでは、御柱に乗るのがたいへん名誉なことだといわれています。ただ、**御柱に乗るためには、普段から近所の人づきあいはもちろん、地域コミュニティに貢**

献するような働きをする必要があるそうです。それで周囲の人たちに認められれば、「今回はあいつが乗ったらいいんじゃないか」と推薦されるというわけです。これもいわば、交換経済といえるかもしれません。

このように、地域コミュニティの中で人間関係が築けていると、物々交換や地域の人たちとの信頼関係の幅は広がり、地域コミュニティに助けてもらえる可能性があるのです。

逆をいえば、田舎に行けば行くほど同じ地域の人たちとのつながりを築けなければ、いわゆる村社会の中で孤立してしまい、いざというときに誰も助けてくれない可能性もあり得るということ。田舎社会だけに限らず、どんな地域においても、お金の経済だけではなく、物々交換や地域貢献による信用によって成り立つ経済もあるという、人間として生きるうえでの大事なことを考えてみてはいかがでしょうか。

第3章

脳がイキイキする
お金の稼ぎ方、使い方

アクティブシニアは何歳になっても稼ぐ！

前章では、積極的に社会や他者とのつながりを持ち、ソーシャル・コネクションを増やしていく意義を提唱しました。実は、そうした社会や他者とのつながりが、思わぬ副産物を生み出します。それはお金です。

この章では、脳がイキイキと若返るためのお金の稼ぎ方と使い方について解説していきます。

シニアの方々の中には、「この歳になったら稼げる機会なんてない」「年金だけが頼みの綱だ」という方もいるかもしれませんが、それではアクティブシニアには程遠いといえます。**「たとえ何歳になってもお金を稼ぐ！」という心意気こそが、いつまでも脳を若々しく保つ秘訣でもあるからです。**

また、「いかにお金をかけないで、老後の社会活動を充実させるか」というのは生きるうえでの知恵ではあるわけですが、社会との接点や人間関係のサークルが増えるアクティブシニアになればなるほど付き合いも増えるので、当然ながら出費もかさんでいきます。

その一方で、アクティブシニアのもうひとつの特徴として、単にお金を出費するだけでなく、お金の入りについても考えて興味を持っていることが挙げられます。ソーシャル・コネクションを増やしているアクティブシニアには、頻繁なお金の出入りがあるということ。**シニア世代においてこのお金の出入りがあるというのは、脳科学的にも重要なことだと私は提唱しています。**これがどのようなことなのか、順を追って説明していきましょう。

まず、シニアとお金の関係性を語るとき、どうしてもこれまでの貯蓄をどう切り崩して生きていけばいいのか、あるいは年金を有効活用するにはどうすればいいかという議論が持ち上がりがちですが、私はそうした考え方だけでは寂しいと感じてしまうのです。

なぜなら、**自分の蓄えは別として、何歳になっても出るお金もあれば入るお金もある。それこそがアクティブシニアの生き方の真骨頂でもあるからです。**

少しだけ私の話をすると、私は脳科学者として自分軸のようなものは持っていますが、このように本を執筆したり、テレビやラジオなど多岐にわたって仕事をしています。そうしたあらゆる仕事で得た経験は回り回って脳科学の研究に役立っているのです。シニアの皆さんにも、これまでの経験で培った知識やスキルをほかのことに活かすことがきっとできるというのが私の考え方です。

ここでひとつ、私の知り合いの話を皆さんに事例として紹介したいと思います。

その方は、大手出版社で編集者として役職にも就き、会社に多大な貢献をしました。しかし、定年を迎えると、なんと地元のコンビニで働き出したのです。

現役時代は大手企業でバリバリ働き、定年を迎えたらコンビニの店員。もちろん、そのような「転職」に意外という印象を持つ人もいるでしょう。言うまでもなく、コンビニで働くということは、一つの大切な仕事です。なぜなら、どんな仕事であれ、お金を稼ぐというのは大変なことであるからです。

私が興味を持ったのは、「なぜ、コンビニを選んだのか」ということです。現役時代にエリートと呼ばれるような仕事に就いていた人間が、突如としてまったく別の業界であるコンビニで働き出すのは面白いことですね。これぞ、アクティブシニアのマインドです。実際のところ、コンビニの仕事は実に多岐にわたります。接客はもとより、店を運営していく上でのさまざまな作業、ノウハウがあり、全体として複雑で高度な仕事です。コンビニの仕事には、その人の仕事の能力やスキルが明確に映し出されます。出版社で編集者として働く中で培われた経験が、コンビニという新しい職場でさらに発展していく。これぞアクティブシニアの生き方と言えるでしょう。

お金の「入り」があると人生に張り合いが出る

ここで一度、話を戻しましょう。

ソーシャル・コネクションを増やしているアクティブシニアには、頻繁《ひんぱん》なお金の出入りがあると述べた根底には、やはりネットの影響が大きいといえます。

私がこの5年ほどのネットの推移を見渡しても、やはり社会経済はネットに大きくシフトしています。それがどのようなことかといえば、今まさにネットビジネスが全盛期を迎えているといっても過言ではないということです。

シニアの皆さんもご存じの人気のネットメディアといえば、「YouTube」や「Instagram」などが挙げられます。これらは単に情報発信という役割を担っているわけではなく、収益化が加速しているのです。

また最近では、「note」をご存じのシニアも増えているようです。

note とは、登録したユーザーが自身の経験やノウハウを文章や画像、音声、動画などで投稿して、さまざまなコンテンツを配信するメディアプラットフォームです。

私自身も活用しているのですが、note では有料コンテンツの販売やストア機能、作品販売などの方法でお金を稼ぐことができます。

そのほかにも、本田圭佑《けいすけ》選手が運営する音声メディアで、各界を代表するトップランナーの逸話などが聴き放題の「Now Voice」や、一流のビジネスパーソンや芸能人などの「声のブログ」を聴ける「Voicy」、もちろん、日々の出来事をネット上に日記として公開する「Ameba ブログ」や「LINE BLOG」など、**ネットの世界はまさに「稼ぐ戦国時代」とも呼ばれるほど収益化が進んでいるのです。**

こうしたネットビジネス、実は誰にでもできるものがほとんどです。

例えば、YouTube の場合、１０００人以上の登録があれば有料化できます。

「そんなのやっても、所詮《しょせん》は二束三文では？」

そう思うかもしれませんが、**たいした額にならなくとも、承認欲求が満たされて、人生に張り合いが出ることは間違いありません。**

ここで大事なのは、決して大金を稼ぐことが目的ではなく、ソーシャル・コネクションによって社会とつながっている、人と関わり合っていることで脳を活発に働かせることなのです。

会社の切れ目がお金の切れ目ではないですが、お金が入ってこなくなるということは、単にお金が使えなくなって覇気がなくなるだけではなく、社会とのつながりがうすれることに関係しているのです。だからこそ、生涯何らかの形で現金収入はあったほうがいいのです。

脳科学の世界では、お金というのは「ソーシャルリワード」と定義されています。ソーシャルリワードとは、栄誉、名誉、賞賛、社会的なステータスなどで、「他者から承認されること」が基本概念です。つまり、他者との比較において心理的な満足感を得られるものの象徴だということ。何歳になっても、こうした他者から承認されることで張り合いが出て、脳内のドーパミン系が活性化するということが、脳科学の研究で解明されているのです。

もうひとつ、シニアでもできるネットビジネスの好例を挙げるとすれば、それは「メルカリ」です。

メルカリとは、誰もが無料で使えるフリマアプリで、自分の家の不要なものを売ったり、買ったりできるサービスです。

自分の身の回りにあるものが、他者にとっての意外なお宝となって高値で売買されるというケースも多いようです。

「この歳になるとなかなか稼げない」と嘆いているシニアもいるかと思いますが、このように多様化したネットビジネスに鉱脈を見つける。これもアクティブシニアを目指すためにやるべきことなのです。

自分の人生の履歴を探れば、意外なお宝が発掘できる

メルカリについて、もう少しだけ触れておきましょう。

私はもっぱら買うのが専門なのですが、だからこそ気づいたことがあります。

それは、**「こんなもの、絶対に売れっこない」というものが、誰かにとってのお宝だったりするということです。**

私は先日、あることがきっかけで「ポロンちゃん」というおもちゃが好きになりました。

ポロンちゃんは、老舗玩具メーカーであるローヤル株式会社から1960年頃に発売が開始され、今でも愛されている赤ちゃんにやさしい音色のおきあがり玩具で

す。昭和のベビーブーム時代には出産祝いに贈られ、たくさんの家庭で赤ちゃんを見守っていたそうです。

そんなポロンちゃんをメルカリで探したところ、見つけ出すことができました。

そしてもうひとつ、『こちらアポロ』という集英社から１９６９年に刊行された理科学習漫画です。

この本は、アポロ11号の月面着陸成功で記念出版された、私が小学校のときにボロボロになるまで読んでいた本で、40年もひそかにずっと探していたのです。

これも、メルカリで探し出しました。今では非常にレアな本だと思います。

他にもメルカリでいろいろなものを購入しているのですが、こうした経験からも**メルカリというのは極めて特殊なマーケットだといえます。そんなメルカリで、シニアの皆さんがひと儲けできると私は踏んでいるのです。**

とにかく、メルカリでは思いもかけないものが売れる。「まさかこんなもの、世の中にほしい人はいないだろう」と思ったら大間違い。おそらく、普通に路上や公園でのフリーマーケットでは誰にも見向きもされないようなものが、メルカリというネットワークで世界へつながると、ひとりくらいはそういう特殊なものを欲しがる変わった人がいるものです。私もそのひとりかもしれませんが……。

そこで、**自分の人生の履歴を探っていきながら、身の周りにあるものを一度整理してみてはいかがでしょうか。捨てようと思っているものの中から意外なお宝が発掘できるかもしれません。**

また、自分の描いた絵や自分でつくった工芸作品などをメルカリに出品している方もいますので、チャレンジしてみてはいかがでしょうか。

肝心なのは小さなスケールから始めていくこと

「ネットビジネスなんて、知名度がなければ難しいのでは？」

そのような声をよく耳にします。

たしかに、その言葉や行動が世間に与える影響が大きい人物であるインフルエンサーがやるほうが、はるかに有利なビジネスなのは間違いありませんが、シニアの方でも諦める必要はありません。

そこで、シニアの方でも比較的うまくやれるネットビジネスの秘訣を伝授いたしましょう。

ここで肝心なのは、小さなスケールから始めていくということです。**メルカリであ**

れば、いきなり10万円稼ごうと気負うのではなく、「まずは1万円稼いでみよう」といったようなところから。「YouTube」や「Instagram」であれば、いきなり登録者数10万人を目標にするのではなく、「まずは100人を目標にしてみよう」という小さなスケールから始めてみればいいのです。

もちろん、最初はそんなにお金にならないかもしれませんが、脳は承認欲求が満たされることで自信や喜びとなり、快楽に関わる神経を刺激してドーパミンを出させて、やる気を維持させるということがわかっています。つまり、脳が快感を覚え、活性化するのです。

ドーパミンが分泌されることで脳は強い快感を得られます。すると、「もう一度その快感を味わいたい」と、それを繰り返す性質が脳にはあるのです。

次第に、どんな動画がよく観られるのかとか、どんなものが売れるのかといった動向がつかめてくるので、どんどん登録者数も増えていきますし、自分が出品したものがあっという間に売れるようになっていくと、それが楽しくなって生きがいにもなっていくはずです。

ただ、「ネットは苦手」「パソコンなんて操作できない」といった悩みを抱えるシニアも多いようですが、ここでシニアの皆さんを勇気づけるある方のエピソードをご紹介しましょう。

80歳を過ぎてiPhoneのアプリをつくった若宮正子さんという女性がいます。

アメリカでも話題になり、あるときCNNから「ニュースサイトに載せたいから、すぐにコメントがほしい」というメールが英文で送られてきた際に、若宮さんは英語が得意ではなかったので、英文のメールをGoogle翻訳で日本語にして読み、日本語で返事を書いて、またGoogle翻訳で英文に翻訳して先方に送り、その数時間後にはCNNのニュースサイトに掲載されたという有名な話があります。

そんな**若宮さんを突き動かしたのは、「何だか面白そう」という好奇心だったそうです。それがきっかけで58歳でパソコンを始め、やがてプログラミングを学び、独自**

にシニア向けスマホアプリ「hinadan」を開発し、リリースしました。Appleの CEOであるティム・クックは、若宮さんを「世界最高年齢のアプリ開発者」と称賛したのです。

もちろん、若宮さんまでいかなくても、似たようなことはきっとできるはずです。大事なのは、自分にできる小さなスケールから始めることなのです。

何より、ネットやコンピュータに興味を持つと、お子さんやお孫さんの世代とのコミュニケーションも円滑になることは間違いありません。

デジタルとリアルの経済圏の割合に変化

皆さんは、インターネットコンテンツにおける新たな収益源として注目を集めている「投げ銭」と呼ばれるシステムをご存じでしょうか。

投げ銭とは、一般的にはYouTubeなどのライブ配信サービスで、公開された動画や生放送に、視聴者から応援や感謝の気持ちを込めて、視聴者が自ら決めた金額をオンライン送金することができるシステムのこと。イメージとしては、路上で歌うミュージシャンや大道芸をしている人が箱を置いて、観客にお金を入れてもらうのを想像してもらうとわかりやすいと思います。

それが今では、ネットの世界でも盛んにおこなわれており、代表的な投げ銭は、YouTubeのライブ配信サービスに備わっている「スーパーチャット」がお馴染みです。

ではなぜ、これほどまでに投げ銭が流行っているのか。それは長引くコロナ禍の影響で活動の場を失ったアーティストなどが、オンライン上でライブ配信をおこなうケースが増加したという背景があるのでしょう。また、中には巨額の収入を得る「ライバー（ライブ配信をおこなう人）」が次々と誕生していることも、人気に拍車をかけているようです。

ユーチューバーは、小中学生のなりたい職業の上位にランクインしています。**皆さんのお孫さんが「将来ユーチューバーになりたい」と夢見ていても、それは決して珍しいことではありません。なぜなら、パソコンやスマホひとつで気軽にライブ配信をおこなえる環境が整っているため、有名無名問わずに誰もが自らの動画をアップできるようになったからです。**

投げ銭を導入することによる配信者のメリットは、何といっても新たな収入源として成り立つところです。例えば、元来ユーチューブでお金を稼ぐためには、５つの条件を満たす必要があります。

1．すべてのユーチューブの収益化ポリシーを遵守している
2．所在国でパートナープログラムが認められている
3．公開動画の総再生時間が、直近の12カ月間で４０００時間以上
4．チャンネル登録者数が１０００人以上
5．リンクされているAdSenseアカウントを所有

この5つの条件を満たすにはなかなかの努力が必要ですが、ライブ配信機能に投げ銭のシステムが組み合わさることで、多くの配信者は少ない金額ではあるものの、収益を得られる機会が増えるのは事実でしょう。私が知る限りでは、日本は世界的に見ても投げ銭に対してのめり込みやすい性質であると踏んでいます。その理由として、多くの日本人は「みんながやっているから自分もやる」という意識が強いからです。

この投げ銭には、もうひとつのメリットが存在しています。それは、単なるお金のやり取りという域を越え、配信者と視聴者をつなぐコミュニケーションの手段としても大きな役割を果たしていることです。

多くのコメントが投稿されるライブ配信では、自分のコメントがすぐに流れてしまい、配信者になかなか気づいてもらえない状況だといえます。ですが、投げ銭で配信者が視聴者のコメントを読み上げると、「応援している相手に自分の声が届いた」という実感が湧き、さらなる投げ銭へとつながるわけです。

シニアの皆さんに、「今すぐユーチューバーになって、投げ銭システムを活用しましょう」とはいいませんが、ネットの世界ではこうしたエコノミーが活発に動いているということだけでも知っておいて損はありません。

電通が発表した「2019年 日本の広告費」において、長らくトップの座に君臨していたテレビ広告費がインターネット広告費に抜かれたというニュースは記憶に新しく、これからますますデジタルとリアルの経済圏の割合に変化があらわれるでしょう。

これが何を意味するのかといえば、**プロもアマチュアも関係なく、ネットで稼ぐのが当たり前になる時代が到来したということなのです。**

「民泊」に挑戦してみる

シニアのなかには、「子どもが成人して家を出て自立した」という方もいるかもしれません。

すると、子どもが使っていた部屋がいつの間にか物置状態なんてことになってはいないでしょうか。あるいは、高齢になると足腰に負担がかかるので、上階へ行くのが億劫になり、ついつい子ども部屋を持て余しているということもあるようです。

60歳以上のシニア層を対象とした、ある調査によると、約82%もの人が、子どもが独立した後、子ども部屋を活用していないといいます。（出典：矢野経済研究所調べ）

だからといって、家が広すぎると感じても住み替える予定はない、住み慣れた家を離れたくないという気持ちもあるようです。

もし、**シニアの皆さんの家に使っていない部屋があるのなら、その部屋を有効活用して収入源にできる可能性があります。それは「民泊」です。**

近年、耳にする機会が多くなってきた民泊という言葉。

東京オリンピック・パラリンピックでは、首都圏の宿泊施設が不足する懸念があったことで民泊が注目されたので、なんとなく聞き覚えのある言葉かもしれません。

民泊とは、その字のごとく民家に泊まること。個人が所有する住宅やマンションや、その1室を観光客などに貸し出すサービスのことです。

2008年に民泊の仲介サービスを提供する業界最大手の「Airbnb（エアビーアンドビー）」が出現したことにより、民泊は日本でも一気に注目を集めました。その後、外国人旅行者や日本のビジネスマンなどに個人宅やマンションを貸し出す新しい業態として徐々に民泊は普及してきています。今ではインターネットを通じて、空き部屋を短期で貸したい人と宿泊を希望する人をマッチングするビジネスが急速に増加しています。

その理由として挙げられるのは、民泊は普通のホテルや旅館と比較すると、部屋を貸したい人と借りたい人の双方にとってメリットが多いからです。

私も以前、民泊（Airbnb）を利用したことがあるのですが、なかなか便利で快適でした。そんな私が考える双方のメリットは次の通りです。

▽部屋を貸したい人のメリット

・収入源が増える
・空き部屋を有効活用できる
・日本のみならず世界の旅行者と交流ができる

▽部屋を借りたい人のメリット

・ホテルや旅館と比べて安く泊まれる
・さまざまな形態の宿泊体験ができる
・オーナーから現地のおすすめを教えてもらえる

このように、民泊はまさに貸し手と借り手との win-win のビジネスモデルだといえます。シニアの皆さんもこの民泊に挑戦してみる価値はあるでしょう。

ただし、民泊を始めるには当然ながらルールを定めた法律や制度があることを忘れてはいけません。民泊をおこなうためには行政への手続きが必要になります。

全国の各自治体では、民泊に関する無料相談窓口を設置していますので、もし興味があれば一度相談に行ってみてはどうでしょうか。

現実的なお金の使い方をするシニア世代

続いては、脳がイキイキ元気になるお金の使い方にいきましょう。

その前に、シニアの皆さんはいったいどのようなお金の使い方をしているのか、興味があったので、少しだけ調べてみました。

「令和元年度 高齢者の経済生活に関する調査結果」（内閣府）において、**過去1年間の大きな支出項目としてもっとも多かったのが「食費」で59・4%、次いで「光熱水道費」と「保健・医療関係の費用」がともに33・1%、「交通費、自動車維持費等の費用」が25・7%、「趣味やレジャーの費用」が19・1%、「子や孫のための支出（学費含む）」が18・6%などと続いています（複数回答）。**

過去１年間の大きな支出項目（複数回答）

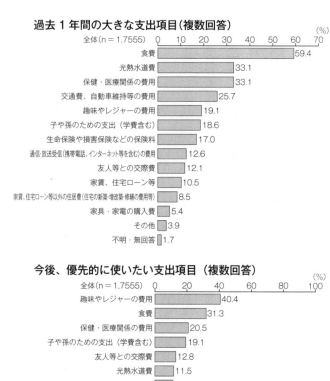

今後、優先的に使いたい支出項目（複数回答）

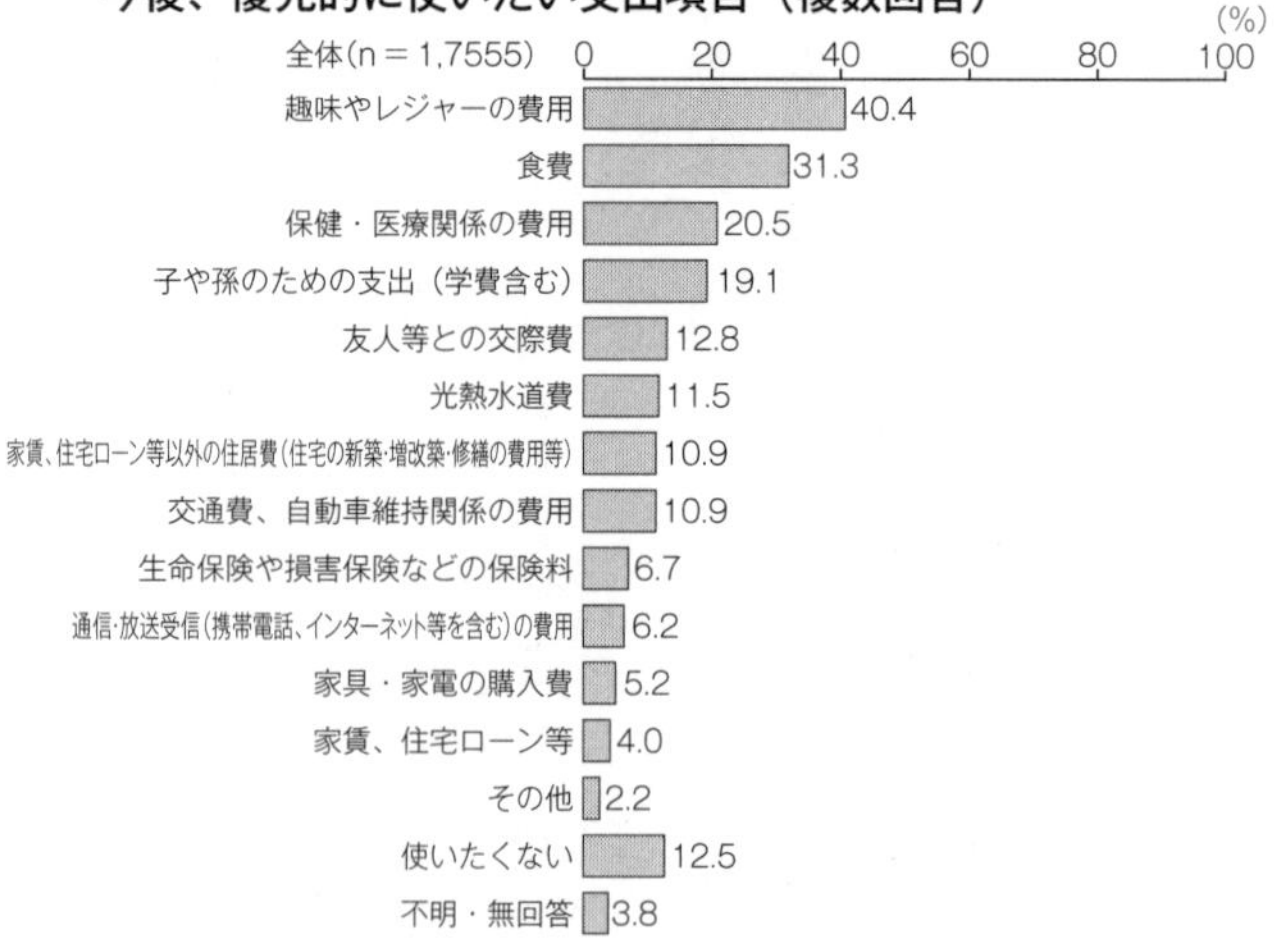

出典：
令和元年度 高齢者の経済生活に関する調査結果

また、今後、優先的にお金を使いたい支出項目としては、「趣味やレジャーの費用」が40・４％でもっとも多く、次いで「食費」が31・３％、「保健・医療関係の費用」が20・５％、「子や孫のための支出（学費含む）」が19・１％となっています（複数回答）。

この調査から垣間見えるのは、シニアの方々は極めて堅実なお金の使い方を考えているということ。さすが、年の功ということでしょうか。

ただ、こうしたお金の使い方も生きるうえでは大事ですが、それだけでは脳を若々しく保つことはできない。これが脳科学者としての私の見解です。

では、**どのようなお金の使い方をすればいいのか。第一にいえることは、「経験に使うことで生きたお金になる」ということです。**

骨董との出会いが人生経験を豊かにした

「経験にお金を使う」

こう聞いて、シニアの皆さんは何をイメージするでしょうか。

長年、お金と幸福の関係を研究してきたアメリカのコーネル大学の心理学教授、トーマス・ギロヴィッチは、**「私たちはモノを購入するよりも、旅行やコンサート、美術鑑賞といった〝経験〟にお金を使うほうが、より多くの幸福を得られる」**という研究結果を発表しています。

ただ、私が提唱したい「経験にお金を使う」とは、何もモノを買わないというわけではありません。

例えば、車が好きな方もいるでしょう。そのような人が車を買うのは、好きな車に乗ってドライブするという経験が幸福に結びつくこともあるからでしょう。

つまり、モノを買う場合でも、それが経験につながるものであれば、生きたお金の使い方だといえるわけですが、ただ単に所有欲を満たすだけの買い物では、経験に結びつけることができないので、あまりおすすめできないということになります。**重要なのは、モノを買ったらそれが自身の経験に結びつき、幸福を得られるかどうかということです。**

私の場合でいえば、以前骨董にお金を使ってとても満足した出来事がありました。骨董は私の脳科学の研究テーマである「クオリア」（感覚の持つ質感）そのもので、骨董は五感のすべてで感じることの喜び、それに尽きます。そんな素敵な経験を教えてくれたのは友人の白洲信哉《しんや》さんです。

白洲さんは、細川護熙《もりひろ》元首相の公設秘書を経て、執筆家として活動しながら日本文化の普及につとめ、なかでも骨董に関して深い教養がある人物です。それもそのはず。父方の祖父母はあの白洲次郎と正子、母方の祖父は文芸評論家の小林秀雄というサラブレッドなのです。

あるとき、そんな白洲さんに銀座のお寿司屋さんに連れていってもらったのですが、白洲さんは愛用している唐津の盃《さかずき》を持参して、それを木箱から取り出し、お酒を飲まれたのです。これを脳科学的にいうならば「エピファニー（突然の目覚ましい理解の感覚）」を得た瞬間でした。

エピファニーとは、もともとはキリストが顕現するという宗教的な意味合いでしたが、転じてある体験のなかでこれまでの固定概念や人生を変えるような気づきに出会う瞬間があるという意味を持つようになりました。

シニアの皆さんが生きているなかでも、大きな発見をしたり、今まで体験してきたことの意味や本質がわかることがエピファニーであり、エピファニーは大きな感動を伴い、ドーパミンが放出するのです。

その後、私は、骨董店を訪れるようになり、骨董の魅力や見る目が少しずつ培われていきました。そしてあるとき、自分に合う盃に出会うことができました。これで日本酒を飲むのがとても幸せな時間になりました。

　また、最近では観葉植物を育てていて、世話をしながら日々の成長や季節の変化を観察するのが、生きる楽しみのひとつになっています。

　さらに、パソコンの MacBook Air とスマホの iPhone。これらは私にとっては広い意味での生産材であり、使うことでいろいろな経験や価値を生み出しています。

　このように、**単にモノを所有しているだけではなく、自身の経験につながり、心が豊かになるものにお金を使うことを、脳を活性化させるという意味でも強くおすすめしたいのです。**

　一方で、所有欲だけを満たすために買うだけではエピファニーを得ることはできません。シニアに限らず「俺、こんなもの持っているんだ」などと自慢する人がいますが、それは結局のところ他人の評価を通して自分をよく見せようとすることです。他の人が何か別のものを持っていたら、それが羨《うらや》ましくなって、自分が持っているものが急に価値のないものに見えてきてしまうということがあるからです。

旅は脳を活性化させるための投資である

この本を読んでいるシニアで「旅行が好き」という方も多いのではないでしょうか。旅をするということは、脳科学的な観点からもとてもおすすめです。

普段、自分が生活している場所とは違う場所に出かけて、そこでさまざまな体験をすると、脳に刺激を与えて活性化させることができるからです。

初めて行く場所、自然とのふれあい、美味しい食べ物、そして人との出会いなどが、旅行者を幸せな気持ちにさせてくれます。

このとき、**脳内ではドーパミンが放出されますが、旅をすればするほどこのホルモンは放出されるので、その快感をもう一度味わうために、多くの人はまた旅を続けるのです。**

さらに、旅がもたらす脳への効用として期待できるのは、心と体のリラックス効果です。

旅をしているときの脳は、普段よりも幸せホルモンのセロトニンが多く分泌され、ストレス解消になることが研究結果で確認されています。

私自身も旅行が好きで、多いときには年間１００回は国内外を旅しています。なぜなら、旅は脳を活性化させるための投資であると考えているからです。

その一方で、「旅行」と聞いてなかなか重い腰が上がらないという方もいるかもしれません。そうした方は、「計画を立てるのがめんどくさい」「リラックスしに行ったのに逆に疲れる」などといった理由を挙げているようです。

旅は本来、リラックスやストレス解消の効果が期待できるのに、こうした心理で旅に出かけても、逆に疲労やストレスをため込んでしまう。それでは本末転倒です。

また、なかには朝から晩まで計画を詰め込みすぎて、計画通りに進まずイライラしてしまう。そんな経験は誰にでもあるのではないでしょうか。たしかに、旅をしていれば不測の事態に陥ることもあります。

でも、それもまた旅行の醍醐味だと考え方を切り替えられるか、臨機応変に計画を変更できるかどうかというのが旅の達人への第一歩であり、同時に若々しい脳を保つ秘訣でもあるのです。

以前、屋久島に初めて旅した時のことです。

鹿児島港でフェリーに乗ろうとしたら、「この便は予約制で、本日は満席です」といわれて立ち往生してしまいました。そこで私が考えたのは、「よし、ここからの旅はフリープランで楽しもう！」ということでした。

たまたま、隣に停泊していたフェリーが種子島行きだったので、そっちに飛び乗りました。島の民宿に飛び込みで泊めてもらい、その宿の近くの海岸で焚火をしました。屋久島に行くつもりが種子島で焚火をするなんてまったく想像していませんでしたが、それもまたいい思い出になったのです。

シニアの皆さん、旅は新たな自分を発見し、生きるエネルギーを取り戻してくれることで人生を豊かにしてくれます。何より、いつまでも元気で若々しい脳でいるために、旅にお金を使ってみてはいかがでしょうか。

幸いにも、日本という国は旅をするうえで、豊かな可能性と、脳に多くの恵みをもたらす素晴らしい場所に満ちあふれています。

旅をすることで、私たちが住んでいる日本がもっと好きになるはずです。

たとえお金をかけなくてもドーパミン旅はできる！

「でも、旅行に行くとついついお金を使いすぎてしまう」

そんな懸念を抱くシニアの方もいると思います。

ですが、私がいつも提唱しているのは、「旅という時間を持つために、ムダにお金をかける必要はまったくない」ということです。

これがどのようなことなのか。ここで私の経験談を2つご紹介しながら説明していきます。

私の好きな場所のひとつに、尾道《おのみち》があります。尾道は広島県東部に位置する温暖な港町で、情緒ある昔ながらの雰囲気を残す町並みが映画の舞台になったことも多く、また数多くの作家や芸術家が滞在したことでも知られています。

そんな尾道に、千光寺公園という「日本さくら名所１００選」のひとつに数えられている公園があり、私にとって缶ビールを2、3本買ってそこで飲むのが至福の時間なのです。

そしてもうひとつ、鞆《とも》の浦も好きでよく訪れます。広島県福山市、瀬戸内海に位置しており、古くから潮待ちの港として栄え、『万葉集』にも詠まれています。また、『崖の上のポニョ』の舞台になった場所としても有名です。

ここには、おそらく漁業関係者のためなのか、カップヌードルの自販機があります。私も行くたびに食べているのですが、私にとってはここで食べるカップヌードルが世界で一番美味しいカップヌードルなのです。

もちろん、旅に出てちょっと贅沢《ぜいたく》気分を味わいたいという方もいるでしょう。それはそれでその人の価値観なので否定はしませんが、**旅に出てもお金をかけずに楽しむ**

方法はいくらでもあるということをお伝えしたかったのです。さらにいえば、そうした旅でもドーパミンを放出して脳を活性化させることができるからです。

何度も言いますが、旅にお金を使うのではなく、普段なかなかできないような経験をお金で買うのです。ここで大事なのは、自分で決めた旅の条件のなかでどう楽しめるかということ。そう考えればいろいろ工夫することで、ムダにお金をかけずに楽しむことができるはず。それを私に教えてくれたのが内田百閒の『阿房《あほう》列車』でした。『阿房列車』は、戦後ようやく落ち着きを取り戻した時代に列車の旅を楽しんだ百閒が、1950年から1955年にかけて執筆した紀行文シリーズです。ただ列車に乗ってお酒を飲んでいるだけなのですが、まさに旅の達人ぶりを描いている極上のエッセイです。旅の概念を変えてくれる一冊ですので、ぜひ参考に読んでみてはいかがでしょうか。

そしてもうひとつおすすめしたいのが、**誰かと旅をするということ。私自身はひと**

り旅が多いのですが、誰かと旅をすると、意外にもドーパミンが放出されて脳が活性化することがあるのです。なぜなら、自分と他人とでは、たとえ同じものを食べたり、観たりしても、見解が異なるからです。

以前、私が親しくしている佐賀新聞社の中尾清一郎社長とローマへ行ったことがありました。私ひとりであれば、街をのんびり歩いたりするだけですが、中尾さんはわざわざバチカン美術館に予約して行くというのです。そしていざ一緒に行ってみると、思いのほか楽しい経験になりました。この、自分では到底思いつかないような「思いのほか楽しい経験」に脳は快感を覚え、ドーパミンが放出されるのです。

誰かと旅行へ行くと、それぞれ違う価値観がある。そうした価値観の共有が新しい発見となり、脳を活性化させることがあるのです。

人のために使ったお金は返ってくる

最近、若い世代の人たちの会話に耳を傾けると、「コスパ」という言葉がよく飛び出しています。外食をするにも、洋服を買うにも、旅をするにも、そして恋愛や結婚に関してさえ、常にコスパを意識しているようです。

この言葉をご存じないシニアのために説明すると、コスパとは「コストパフォーマンス」の略語、費用対効果のことです。何かに使った金額が安く感じるくらいのお得感やクオリティが良ければ「コスパが良い」、逆だと感じたら「コスパが悪い」というような使い方がされています。

もちろん、若者といえば物欲も強く、遊びたい盛り。それでもって給料はそれほど多くもらっているわけではないため、お金を大事に使うためにシビアな戦略を立てる必要があるのは事実です。ただ、シニアの皆さんが「コスパ、コスパ」というのは、自分の世界を狭くしてしまう可能性があります。

そこで**お伝えしたいのは、「人のためにお金を使う。すると、それが回り回って自分に戻ってくる」ということです。自分のためにお金を使うばかりではなく、たまには利他的にお金を使うことによって、それがいつ、どのような形でかはわかりませんが、自分に返ってくるのです。**

成功している経営者の多くが、収入の一部を寄付しているというのは、今や一般的な事実です。例えば、アメリカ史上最大の資産家といわれているジョン・ロックフェラーは熱心なキリスト教信者でもあり、**「得られるすべてを得て、可能な限り節約し、すべてを与えなさい」**というイギリスの司祭ジョン・ウェスレーの教えを守り、若い頃から教会に収入の1割を寄付していたそうです。

また、2024年から新1万円札の肖像として使用される、明治から昭和初期にかけて500もの企業の設立・経営に携わり、「日本資本主義の父」と呼ばれた渋沢栄一は、著書『論語と算盤《そろばん》』でこんな言葉を残しました。

「富をなす根源は何かと言えば、仁義道徳。
正しい道理の富でなければ、
その富は完全に永続することができぬ」

この言葉からもわかる通り、渋沢栄一は富を独占せずに還元することを大切にしていたわけですが、こんな有名なエピソードが残っています。

明治39年(1906年)、アメリカのサンフランシスコで大地震があったとき、第一銀行の頭取をしていた渋沢栄一が中心となって、世界でもっとも多額の義援金をアメリカへ送ることができたそうです。

それから17年後、日本が関東大震災という未曾有の大災害に見舞われたとき、今度はアメリカから巨額の義援金が送られたほか、さまざまな援助があったといいます。まさに、「人のためにお金を使う。すると、それが回り回って自分に戻ってくる」ということの好例ではないでしょうか。

もちろん、私たちに渋沢栄一のようなマネは到底できませんが、**たとえ少額だとしても人を幸せにすることができるはず。そして、そうした他人の喜びは自分の喜びへと変換されて、ドーパミンが放出されることで脳がどんどん活性化していくのです。**

まずは、小さなところから始めてみてはいかがでしょうか。先輩シニアが後輩シニアを集めて近所でお茶会をする。そのときの食べ物や飲み物を用意するというだけでも、人のための立派なお金の使い方だと私は思うのです。

人のためにお金を使うと幸福感も増す

人のためにお金を使うと幸福度が増す――。これは実際に科学的にも証明されており、世界中で数多くの研究がおこなわれているのをご存じでしょうか。

もっとも有名なのは、カナダのブリティッシュコロンビア大学の心理学者であるエリザベス・ダンが共同研究者とおこなった研究で、アメリカの有名科学誌『サイエンス』で発表されました。その研究内容とは、お金を自分のために使う場合と他人や社会のために使う場合の幸せ度を計測する3つの実験です。

最初の実験では、アメリカ人約600人を対象に、お金を自分のために使った後と、他人のために使った後の幸せ度を5段階で評価してもらった結果、他人のために使ったほうが、幸せ度が高かったという結果が出ました。

2つ目の実験では、ビジネスパーソンのボーナスの使い道を調査したところ、他人や社会のために使った額が大きい人ほど幸せ度も高いことがわかりました。

そして3つ目の実験では、カナダ・バンクーバーの大学生に5ドルまたは20ドルを手渡し、これをその日のうちに使うよう指示した結果、他人のために使ったグループの幸せ度が、自分のために使ったグループを上回ったそうです。

これらの実験の結果、**他人のためにより多くのお金を使った人のほうが、幸せ度が示す指数が高いことが立証されたのです。**

では、なぜ人のためにお金を使うと幸せ度が増すのでしょうか。これは、脳科学的にも実証されています。

例えば、ドイツのリューベック大学がおこなった研究では、チャリティや寄付をおこなうことで快感を覚える脳の部位が、幸福感に関連する別の部位の反応を誘発したことがＭＲＩ画像で明らかになりました。

これで、人のためにお金を使うと脳の報酬系が活性化するという科学的根拠が証明されたわけです。

ではなぜ、自分ではなく人や社会のためにお金を使うと脳が活性化するのでしょうか。それは、人間は地球上でもっとも社会的な動物であるからに他ならないからです。

そう考えれば、人や社会のためにお金を使うという行為は、意外にもクリエイティブなことなのです。

人間の脳には、利他的な回路が存在します。この利他的な回路について少しだけ説明しておきましょう。

先に述べた通り、脳には快感や幸福感によって神経伝達物質であるドーパミンが分泌されます。

普段は「美味しいものを食べた」「物事がうまくいった」など、自分事にドーパミンは分泌されるのですが、「社会や人に役立つことができた」というときにもまった

脳の神経回路「報酬系」

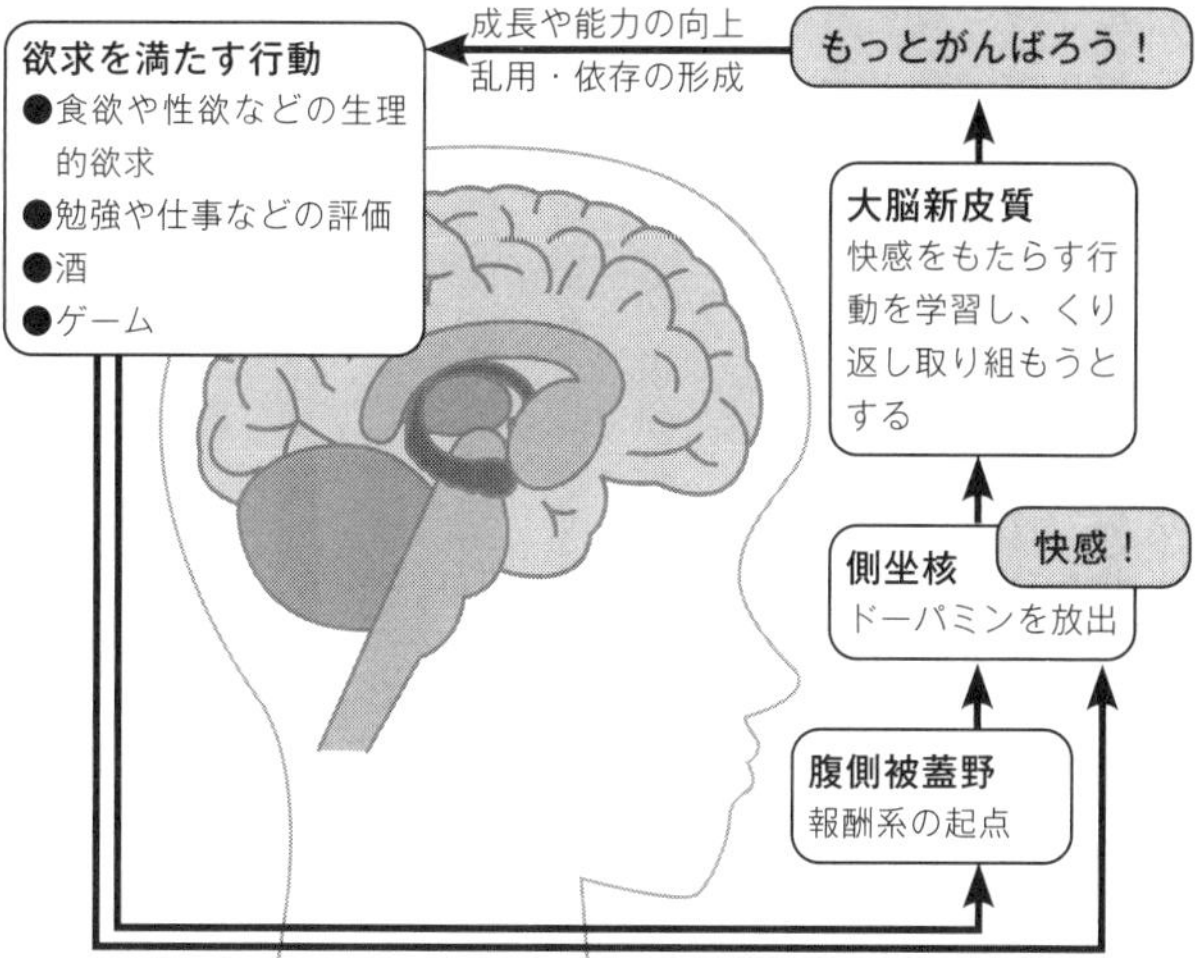

出典：茂木 健一郎著『脳を活かす勉強法』（PHP 研究所）

く同じようにドーパミンが分泌されることがわかっています。

つまり、**社会や人のためにお金を使うということも利他的な回路、つまりはドーパミンが分泌されることでいつまでも若々しい脳を手に入れることができるのです。**

私自身が、もうかれこれ20年以上こうした利他的な脳回路を活性化させています。**先に述べた東京藝大の授業の後の上野公園での飲み会では、いつも学生にお金を渡してビールやおつまみを買ってきてもらっていま**

した。20人、多いときには30人が集まる飲み会でしたが、彼ら以上に私は幸せを感じていました。出費はかさみましたが、きっと利他的な脳回路が活性化していたからです。

シニアの方は、こうした「場づくり」が得意なはずです。なぜなら、場をつくるというのは、ある程度経験を積んでないとできないことですから。

ここで大事なのは、そうした場をつくったからといって、「俺が（私が）お金を出して主催しているんだ」という利己的な空気を出さないことです。自分事とは関係なく、みんなが盛り上がれることを優先してみてください。

そして何よりも大事なのは、他人にした行為に対する見返りを求めないことです。見返りを求めてしまうと、感謝されなかったときに「無駄だったのか」と、どうしても思ってしまうからです。そうではなくて、感謝されるかどうかはわからないけれど、**とりあえず自分が社会や人に対して、尽くしているということ自体が楽しいと思えることが、利他の回路を活性化させる秘訣なのです。**

第4章

「脳」の寿命を伸ばす簡単な生活習慣

日常生活でストレスを溜め込んでいませんか？

この章では、健康な脳を手に入れて「脳寿命」を伸ばすための生活習慣について解説していきます。

脳科学者として、まず皆さんに申し上げたいこと。それは「ストレスを溜め込まない」ということです。なぜなら、脳の健康という観点からいえば、ストレスは大敵だからです。

シニアの皆さんにとって気になる認知症の発症原因としても、実はストレスが脳に悪影響を与えて発症リスクを上げる要因になるという研究結果も出ていますし、ストレス過多の状態になると、不眠、抑うつ、肌荒れなどさまざまな症状が現れるからです。

そんなストレスについて、順を追って説明していきましょう。

そもそも人間は、原始時代に、猛獣に襲われる、あるいは天災に見舞われるといった危険な状況（強いストレス）にさらされると、副腎《ふくじん》からコルチゾールやアドレナリンなどの「ストレスホルモン」が分泌され、交感神経を刺激して血圧を上げ、身体を〝戦闘態勢〟にすることで対処していました。

もちろん、現代社会では猛獣に襲われるといった危険はなくなりましたが、人間関係や経済状況などの精神的ストレスが溜まりやすいといえます。精神的なストレスは長期化しやすいのが厄介なところです。長期化した精神的なストレスによりストレスホルモンが分泌され続けると、脳の神経細胞が活動するのに必要な酸素や栄養が届きにくくなり、結果的に脳が萎縮しやすくなってしまうと考えられています。

「1日1回はイライラしてストレスを溜め込んでいる」

もし、そんなシニアがいたら要注意です。そこで脳科学的な視点から、なるべくストレスを溜め込まないための３つのポイントをアドバイスしていきます。

ポイント１　太陽の光を浴びる

朝の時間帯に、庭やベランダなどで、10分でもいいので、思いきり太陽の光を浴びてください。**太陽光を浴びると脳内物質のセロトニンが分泌されます。セロトニンは安心感や頭の回転をよくしてくれるなど、脳を活発に働かせてくれる脳内物質でもあるのですが、このセロトニンが増えることでストレス解消にもつながります。**

セロトニンの分泌にはおよそ２５００～３０００ルクスほどの強さの光が必要とされています。太陽の光は、たとえ曇りの日でも1万ルクス程度あるので問題ありません。

ポイント２　周囲の人に話を聞いてもらう

人間関係でストレスを抱える人は多いですが、逆に誰かに話を聞いてもらったらスッキリしたという経験は誰にでもあるものです。

これは**「カタルシス効果」とも言われ、不安や不満、イライラなどネガティブな感情を口に出すことで脳に安心感を得られる作用があるからです。**なぜなら、不安や不満、イライラなどのネガティブな感情というものは、自分の心のなかだけで抑え込むと、かえって強いストレスを感じるようになります。

心理カウンセラーの治療でも、患者が本音や悩みを打ち明けやすい環境をつくることを重視しているのは、カタルシス効果のメリットを知っているからです。

ポイント３ 自分の好きなことをやる

ストレスが溜まってきたと感じたら、自分の好きなことをやる時間を多く持つように心がけてみてください。趣味に没頭する、美味しいものを食べる、温泉にでも出かけるなど、今自分がやりたいことをやってみてください。

私たちの脳というのは、上機嫌になるとクリエイティブになるという研究もあるほど、いろいろなひらめきに出会えることも多いのです。

ストレスを完全に解消することは難しいかもしれませんが、日頃からこまめに発散することが大切になってきます。

ストレスがセロトニンを減少させ、脳に悪影響を及ぼす

加齢とともに前頭葉が萎縮し、思考や判断のコントロールができなくなることで、自分がしたいことをうまくできずにイライラしてしまう……。

こんな悩みを抱えているシニアの方もいるのではないでしょうか。

ここまで何度も登場してきたセロトニンは、心身をリラックスさせる効果が高い脳内物質です。

ストレスは、このセロトニンの量を減少させる要因となります。つまり、セロトニン不足によって脳がストレスを感じると、セロトニンはますます減りやすくなってしまうというわけです。

セロトニンが不足することで、意欲や集中力の低下などが起こったり、頭痛やめまいなどの症状が出たり、夜なかなか寝付けなかったり、気分が落ち込みやすくなり、うつ状態に陥ってしまったりすることもあります。

なかでも、自律神経のバランスが崩れる「自立神経失調症」は、脳も疲弊して働きが低下し、心身にさまざまな不調をきたす恐れがあるので注意が必要です。

自律神経は、交感神経と副交感神経がバランスを保つことで成り立っています。

交感神経は身体の活動性を生み出す神経系で、日中活動しているとき、不安を感じているときや緊張しているとき、ストレスがあるときに優位に働きます。

一方の副交感神経は、休息しているとき、リラックスしているとき、眠っているときなどに働く神経系です。

心身や脳の健康は、この交感神経と副交感神経の働きがリズムよく入れ替わることで維持されているのです。

つまり、ストレスによってセロトニンが不足し、交感神経と副交感神経のリズムが乱れ、自律神経のバランスが崩れると、心身はもちろん、脳にも不調が現れてしまうというわけです。

ここで**大事になってくるのは、普段の生活習慣において、目に見えずわかりづらいセロトニンが不足しているかどうかの意識を持つことです。**

まずは当たり前のことですが、規則正しい生活を送ることだけでも、セロトニン不足を解消するきっかけになります。なぜなら、セロトニンは太陽の光を浴びることで合成されるからです。つまり、早寝早起きはセロトニンの不足を補う基本となります。

また、家に引きこもりがちだというシニアであれば、積極的に外に出かけることをおすすめします。屋内にこもることが多い方はどうしてもセロトニンがつくられにくくなるからです。

気の合う仲間たちと美味しいものでも食べて、ゆったり温泉に入って、あたたかい布団のなかでぬくぬくするなど、ちょっとした心がけでいいのです。

また、最近では「アニマルセラピー」というのもシニアの間で流行っているようです。アニマルセラピーとは、動物とのふれあいを通じて心の安らぎを得る療法のひとつで、近年では世界各国で認知され科学的にも証明されています。

アニマルセラピーは脳科学的にも有効で、動物とのふれあいにより愛情ホルモンと呼ばれる「オキシトシン」が脳の下垂体から分泌され、心を癒したり、ストレスを和らげたりする効果が期待できます。

茂木式「脳科学的ストレス撃退法」

ここまで、ストレスは脳にとって大敵であるということを述べてきました。

ストレスについては私にも苦い経験があります。30歳くらいまでは人間関係を築くことが苦手でした。そのせいで知らず知らずのうちにストレスを溜め込んでしまっていたのです。

あるとき、健康診断でお医者さんに心臓の音がおかしいといわれたことがありました。ところが精密検査を受けると、特に異常はありません。お医者さんが首をひねって、「君、ストレスを溜めやすい性格なんじゃないの?」といったことを今でも覚えています。

そもそも、人間関係とは大抵思うようにはいかないもの。そんなときに、自分が本来コントロールできないことまでコントロールしようとすると、どうしてもストレスが溜まってしまいます。自分が直接どうこうできないことなのだから、諦《あきら》めればいいのに、なかなかそれができない……。結果として、さらにストレスを溜め込むという悪循環に陥ってしまっていたのです。

そこで私は、このようにマインドチェンジすることにしました。

「自分で努力すれば何とかコントロールできることと、どう頑張ってもコントロールできないことに分ける。前者についてはベストを尽くす。後者については潔く諦めればいい」

例えば、こんなことがありました。

私が好きになった女性がいましたが、その人も私を好きになって相思相愛になるとは限らない。好かれようとベストを尽くすことはできますが、相手が自分を好きになるかはコントロールできない。好きになってくれればラッキーだし、なってくれなければ仕方がないと諦めるしかない。そう考えると、とても気持ちが楽になったのです。

それからというものの、人間関係に限らず、どのようなことでもこう考えることで気持ちが楽になりました。


わかりやすいのは、天候や経済の動きなどは自分がコントロールできないことです。それは最初から諦めて、自分がコントロールできることだけに集中すればいいのです。

私の周囲の人間を観察してみても、ストレスを溜めている人は、自分でコントロールできることと、できないこととの「仕分け」に失敗している人が多いと感じます。

かつての私がそうだったように。

でも、自分がコントロールできることについてはベストを尽くし、コントロールできないことについては諦める。このような仕分けさえできていれば、脳はすっきり働いてくれるので、人生のストレスは大幅に軽減できるというのが、私が考える脳科学的ストレス撃退法なのです。

「脳腸相関《のうちょうそうかん》」を意識した食事を習慣化しよう

近年、ストレスを語るうえで触れておきたいこと。それは、脳と腸の関係性についてです。

普段、物事を考えたり、感情のコントロールなどをする脳。

普段、食べたものを消化吸収してくれる腸。

脳と腸という一見すると関係がないように思われる臓器同士が密接にかかわりあっていることが、最近の脳科学の研究で明らかになってきたのです。

皆さんは、「脳腸相関」という言葉をご存じでしょうか。

脳腸相関とは、脳が受けた影響が腸に何かしらの影響をもたらし、その逆である腸が受けた影響が脳に何かしらの影響をもたらす現象のことです。

例えば、緊張しすぎてお腹が痛くなった。こんな経験をしたことはありませんか。これも緊張というストレスを感じた脳が腸へ信号を送っているのが原因だと考えられています。

この脳腸相関には、腸内に住みつくおよそ1000種類の「腸内細菌」が大きく関与していることがわかってきました。つまり、脳と腸、さらに腸内細菌の3つが相関関係にある、という考え方が浸透してきています。

ここで大事なのは、腸内細菌にはストレスを抑える働きを持っていることです。腸にはおよそ1000種類のさまざまな腸内細菌が住んでおり、そうした群集を「腸内細菌叢《そう》」といい、「腸内フローラ」とも呼ばれています。この腸内フローラのほうが皆さんにはなじみがあるかもしれませんね。

腸内フローラを整えることは私たちの健康維持に欠かせないのですが、腸内フローラを整えるには善玉菌を含む食品と善玉菌の餌となる食品を同時に摂ることが理想的だといわれています。

日本の食文化は近年、洋食化が進んで肉類中心の食生活が好まれるようになり、動物性たんぱく質や脂質など悪玉菌（身体に悪い働きをする腸内細菌）の好む食事に変わり、腸内フローラを良い状態に保つことが難しくなっています。このように腸内環境が悪化すれば、もちろんストレス耐性が低下してしまう要因になるので注意が必要です。

そこで、善玉菌（身体にいい働きをする腸内細菌）を含む食事を意識的に取り入れることを習慣化してみてください。

善玉菌が含まれる食材としては納豆やヨーグルト、チーズなどの発酵食品、みそや醤油などの調味料を積極的に摂ってみてください。発酵食品には乳酸菌、ビフィズス菌、酪酸菌といった代表的な善玉菌が含まれており、腸内フローラを改善する働きがあるからです。

そしてもうひとつ。善玉菌を増やすには善玉菌が好む餌となる栄養素を摂ることがポイントになってきます。

善玉菌の餌となる栄養素は食物繊維とオリゴ糖で、どちらも腸内で善玉菌を増やす助けになります。食物繊維を多く含む食品としては、アボカド、ごぼう・にんじん・ブロッコリー）、いも類、きのこ類、海藻類などです。

オリゴ糖を多く含むのは、たまねぎ、にんにく、アスパラガス、カリフラワー、バナナ、大豆などの豆類などを積極的に摂ってみてください。

このように、毎日の食事を心がけることで腸内環境が整えられ、それは脳へ伝わりストレス耐性の高い脳を手に入れることができるというわけです。

ランニングで「デフォルト・モード・ネットワーク」が活性化

「健康のために毎日走っている」

そんなシニアがどれくらいいるのでしょうか。

ランニングをするシニアが増えているそうですが、ゆっくりと自分のペースで走るランニングは、ふだん運動をしていないシニアでも気軽に始められる運動のひとつです。

ある研究データによると、定期的に走っている人はストレスレベルが低く、認知症の発症率も低いそうです。

私は運動のなかでも走るということを長年大事にしていて、よく周りの学生には、「俺はフルマラソンを走れているうちは大丈夫だ」と公言しています。

なぜ、私が走るということを大事にしているのかといえば、脳科学的にもいいこと尽くしだからです。

まず、**「ランナーズハイ」と呼ばれる爽快感は、エンドルフィンやフェネチルアミンなどの脳内物質が放出されることで生み出されます。そうした働きに加え、脳の回路の働きもランニングによって促進されるのです。**

特に、脳がアイドリングしているときに活性化される「デフォルト・モード・ネットワーク」の活動について、近年の脳科学の研究でわかってきました。

デフォルト・モード・ネットワークとは、脳が特定の課題に取り組むのではなく、いわば「ぼんやり」しているときに働き始め、記憶を整理したり感情を整えたりする機能があると考えられています。わかりやすくいうと、自動車のアイドリングのような状態のことを指します。例えば、ぼんやりしているときに何かを思い出したり、アイデアがひらめいたりといった経験はありませんか。

人間の脳というのは、何もしていないときにこのデフォルト・モード・ネットワークが活性化し、脳のメンテナンスや情報の整理をおこなっていると考えられています。

ただし、「何もしていない」といっても、完全に思考や行動を遮断すれば、逆に脳は不安を感じ、特定の部位が活動しはじめてしまう性質を持っています。つまり、**デフォルト・モード・ネットワークを働かせるには、適度な〝ノイズ〟が必要で、そのノイズ的な役割を担うのがランニングなのです。**

企業の経営者やアクティブに働く人でランニングを習慣化している人は多いのですが、彼らは健康やストレス発散のためだけでなく、こうした脳のベネフィットも大きいことを知っているのです。

私自身も、時間が許す限り１日に10キロ走っていますが、これが脳のメンテナンスにとって不可欠なものになっています。走ってこそ、忙しい毎日をストレスなく乗り越えていくことができていると実感しています。

なぜなら、デフォルト・モード・ネットワークという回路は、脳が特定の課題に取り組むのではなく、いわば「ぼんやり」しているときに働き始め、記憶を整理したり感情を整えたりする機能があると考えられているからです。

普段、私たちは常にパソコンやスマホなどを通して大量の情報に接しているわけですが、そのため多くの記憶が未整理のまま脳に残ってしまっています。**ランニングをしているときは、スマホを見たり作業をしたりできないため、結果として頭が空っぽの状態をつくりだすことができます。それによって、記憶が整理されるだけでなく、ストレスも解消される効果があるのです。**

そこで、ぜひシニアの皆さんも脳を活性化させるためにランニングを習慣化してみてはいかがでしょうか。デフォルト・モード・ネットワークはゆったり15分程度走ることで働き始めるので、それほど無理なく続けられるはずです。

もし、ランニングがきついということであれば、30分程度のウォーキングでもいいでしょう。ウォーキングは「歩く座禅」ともいわれ、ランニングと同じようにデフォルト・モード・ネットワークが活性化することがわかっています。

脳が健康になってストレス解消！「旅ラン」のすすめ

私が推奨しているのが、旅先で走る「旅ラン」です。

旅ランとは「旅×ランニング」を略したもので、**その名の通り旅行先や出張先でランニングを楽しむこと。もちろんストレス解消にも役立ちますし、先に述べたデフォルト・モード・ネットワークを活性化させることができます。**

旅ランは、見たことのない景色のなかで走ることになるので、いい具合に新鮮な情報が入ってくる。これが先に述べたノイズになるわけです。

旅行好きのシニアも多いと思いますが、観光名所を訪問するにしても、クルマや公共機関だけでは〝点〟でしか印象に残りませんが、自分の足で走ってみれば、その土地の魅力を〝線〟でつなぐことができます。

私は仕事で出張することが多いのですが、行った先では必ず走るようにしています。これまでに走ったコースは、カナダのバンクーバーや、私が旅ランのベストコースだと断言しているケンブリッジ大学の近くにあるグランチェスター・メドーなど、国内外200か所を超えました。

見知らぬ地を走る旅ランには魅力がいっぱい。そのひとつは何といっても「セレンディピティ（思いもかけなかった偶然がもたらす幸運）」に出会えることです。それは人だったり、お店だったり、動物だったり、風景だったり、その土地の文化だったりとさまざま。そういうなかに、意外な発見や学びがあったりするのが旅ランなのです。

そうしたセレンディピティに出会うため、私が旅ランをやるときは事前に地図を眺めて「どこを走ろうか」と綿密に計画するのではなく、ある程度のルートを決めて走ってみて、「予定とは違うけれど、こっちのほうが景色がいいからこっちを走ろう」などと気ままにコースを変更してしまいます。すると、たまに小路《こみち》に迷い込んでしまうようなこともありました。そんなときには、慌てずにそのあたりを探索してみると、ガイドブックやネットにも載っていないような素敵なレストランが見つかったりして、食事をしてみると大当たりなんてこともありました。

こうしたセレンディピティは、車や自転車などの乗り物で移動するだけではなかなか出会うことができないものです。なぜなら、つい見落としてしまいがちなその土地の魅力を、ランニングという速度だからこそ拾い上げることができるからです。

このように、決まったルートもなければ、自由気ままで堅苦しいルールもないのが旅ランの魅力であり、10人いれば10通りの旅ランがそこにあります。

もちろん、脳科学的な観点からも、旅ランは身体的精神的両面から便益が多いというのが、私の実体験から導き出した答えです。

身体的なメリットとしては、旅ランは景色の変わらないルームランナーやトレーニング的なランニングとは異なり、楽しく走ることができるので、疲労感が少なく、身体的なストレスを感じづらくなります。

精神的な面で期待できることのひとつとしては、「無心になれる」ということが挙げられます。

旅ランでは、いつもと違う景色や、自然、観光名所などを楽しみながら走ることができ、日頃のストレスから解放されやすい環境だといえます。リラックスしながらも無心で走っているときの脳がどのような状態になっているのかといえば、さまざまな脳内物質が放出されています。

まず、高揚感や幸福感を得られるエンドルフィンや、向精神作用のあるフェネチルアミンなどの脳内物質が生み出されています。

さらに、朝の時間帯に旅ランをすれば、太陽の光を浴びることで、幸福を感じるセロトニンが出やすくなります。もちろん、走ることで快感を得られるためドーパミンも放出されています。

旅行好きなシニアの皆さん、旅を楽しみながら健康な脳を手に入れることができる一石二鳥の旅ラン、ぜひ実践してみてはいかがでしょうか。

1日のなかで睡眠時間をしっかり確保する

世界の人々と比較して、日本人はとても睡眠時間が少ないことで知られています。

「ベッドでなかなか寝付けない」
「ストレスで夜中に目が覚めてしまう」

このように、うまく眠れていないシニアも多いと聞きます。シニアに限らず、多くのストレスを抱える日本人にとって、上手に眠ることはすなわち上手に生きることに値するというのが私の意見です。

そこで脳科学的な立場から、快眠に関するアドバイスをしましょう。

まず、睡眠が持つ本来の目的は、脳を十分に休息させるということに尽きます。脳がしっかり休まることで、記憶が定着したり、ネガティブな感情によるストレスなどを解消することができるからです。

上手に眠るための方法として大事なポイントは、脳がリラックスできるような睡眠の準備をすることです。

就寝2時間前に入浴で体を温め、体温が低くなるときを狙って眠りに就くのがベストです。また、寝る部屋は適度に暗く、暖かく、肌触りの良い寝具を整えることも大事です。

そしてもうひとつ、これは**私も長年実践しているのですが、毎朝目覚ましが鳴る前に自然に起きる習慣を身につけることです。これは1・5時間ごとにノンレム睡眠からレム睡眠に切り替わる睡眠サイクルを利用すれば、誰でも簡単に習慣化できます。**

私の場合だと、1・5時間×4で6時間。それくらいを目安にして、眠りが浅いレム睡眠のときに目が覚めるようにしています。ちなみに、目覚まし時計は保険のためにセットするだけです。

しかし、ストレスで脳が疲れたときには、寝付けられなかったり、中途半端な時間に目が覚めたりしてしまうことがあります。ここで大切なことは、ストレスと向き合い、それを脳から排除する作業をおこなうこと。その方法としてもっとも効果的なのは、普段使わない脳の機能を使うことです。

おすすめは、自然とふれあい、脳をリフレッシュさせることです。自然の多い山や海に出かけてマイナスイオンを浴びると、脳と身体は一気にリフレッシュされ、ストレス解消に役立ちます。

「普段はなかなか時間がなくて、自然の多い場所に出かけられない」

そんな人のために、とっておきのアドバイスがあります。

それは、**「パワーナップ仮眠法」**というものです。

ナップとは仮眠という意味で、ランチの後で頭がなかなか働かない従業員に対し、午後からの仕事の効率を上げることを目的として、アメリカのＮＡＳＡやＩＴ企業な

ノンレム睡眠とレム睡眠

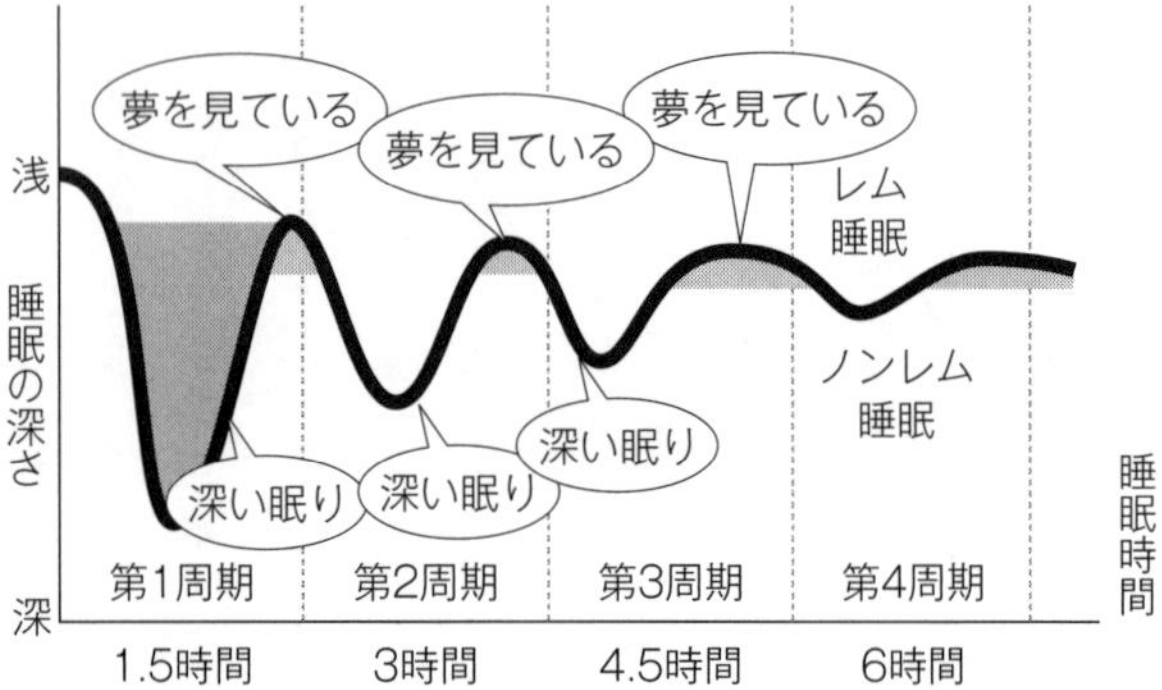

出典：厚生労働省「生活習慣病予防のための健康情報サイト e- ヘルスネット 休養・こころの健康　健やかな睡眠と休養」をもとに作成

どで多く取り入れられている短時間睡眠法です。さらに、このパワーナップ仮眠法はクリエイティブな発想力を鍛える意味でも取り入れられています。

パワーナップ仮眠法の最大の利点は、「脳が疲れてきたな」「脳がうまく働かないな」などと感じたときに10分から20分ほど集中的に仮眠をとることで脳がすっきりすることです。あのナポレオンやエジソン、レオナルド・ダ・ヴィンチなど、多くの偉人もこのパワーナップ仮眠法を1日のなかに取り入れていたというのは有名なエピソードです。私も出張などに出かけるとき、移動

パワーナップによって得られるメリット

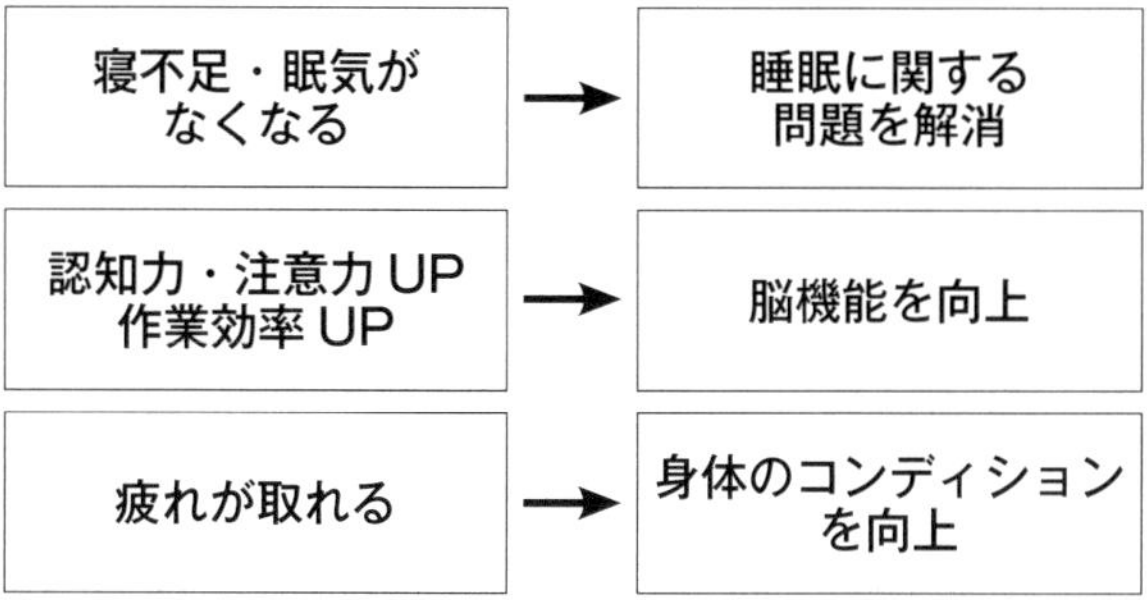

出典：厚生労働省「健康づくりのための睡眠指針 2014」、マシュー・ウォーカー著『睡眠こそ最強の解決策である』（SB クリエイティブ）をもとに作成

の飛行機や新幹線で戦略的に10分、20分の仮眠を取るように心がけています。それ以上の仮眠は夜の睡眠に支障をきたす恐れがあるので注意が必要です。

　このように短時間でも仮眠することによってそこから目覚めて活動するときの脳の状態は、朝と似たフレッシュな状態をつくり出すことができるのです。

　机のうえでうつぶせになるか、イスやソファーにもたれて寝るのがいい方法であり、体を横にして気持ちいい姿勢で熟睡しないことがポイントです。

「脳のゴールデンタイム」を有効活用する

「早起きは三文の徳」ということわざがあるように、朝目覚めてからの約3時間は脳がもっとも効率よく働く「ゴールデンタイム」だということをご存じでしょうか。この脳のゴールデンタイムを、シニアの皆さんにもぜひ有効に利用してほしいというのが私の提案です。

そもそも、なぜ朝目覚めてからの約3時間が脳のゴールデンタイムと呼ばれているのか。まずはそれを解説しましょう。

私たちは日中の活動を通して、目や耳からさまざまな情報を得ています。

その情報は大脳辺縁系《へんえんけい》の一部である海馬《かいば》に集められ、短期記憶として一時的に保管されます。その後に大脳皮質の側頭連合野《そくとうれんごうや》に運ばれますが、この段階では記憶は蓄積

短期記憶と海馬、睡眠の関係

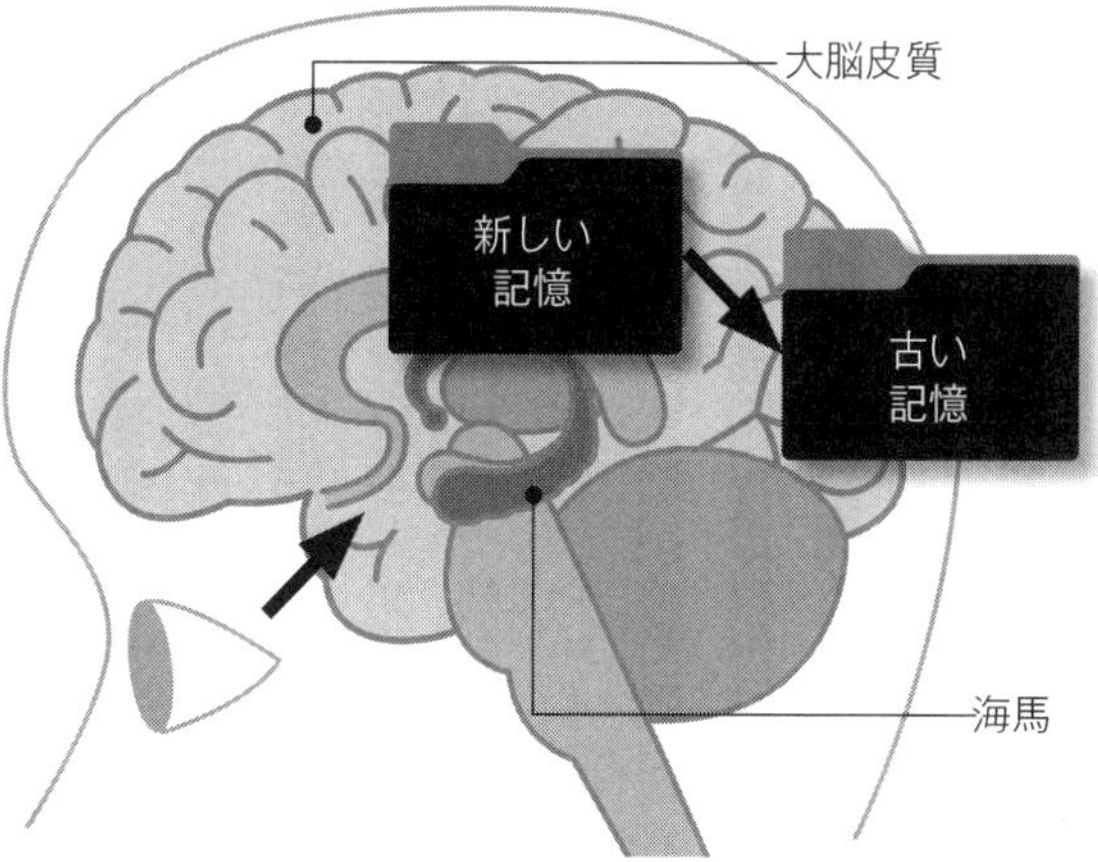

出典：厚生労働省「健康づくりのための睡眠指針 2014」をもとに作成

されているだけです。

　それが睡眠をとることで記憶が整理され長期記憶へと変わります。すると、**朝の脳は前日の記憶がリセットされるため、新しい記憶を収納したり、創造性を発揮することに適した状態になります。この脳の仕組みが、朝の3時間が脳のゴールデンタイムだといわれる所以《ゆえん》です。**

　また、朝に運動や学習をすると、脳は次第に睡眠状態から覚醒状態にシフトしていき、ドーパミンなどの脳内物質が分泌されやすくなるので、脳を健康に保つうえでも効果的だといえます。多くの人にとって、起きたばかりの脳というのは「ボーッとしている」というイメージがあるかもしれませんが、大脳の扁桃体《へんとうたい》という部分が活性化し、運動能力や記憶力が高まる時間だといわれています。だからこそ、朝の時間にランニングをしたり勉強したりするには最適だというわけです。

私自身、もう長いこと、朝の時間の、脳のゴールデンタイムを運動や学びに有効活用しています。それによって感じているメリットのひとつに、朝は誰にも邪魔されない静かな環境で、どんなことでも集中して取り組むことができることが挙げられます。シニアの皆さんも、脳のコンディションがいい朝の時間を大切に使えば、脳はいつまでも若々しくいられるというわけです。

こういった脳科学の観点からも、朝の3時間といわず、たとえ1時間でも2時間でもいいので、何か集中して取り組めるものを見つけてみてはいかがでしょうか。

「朝はどうしてもやる気が起きない」という方もいるかもしれません。

それを気にする必要はありません。朝の活動を習慣化するのに、やる気は必要ないというのが私の持論だからです。実際に、私は何十年も朝型生活を続けていますが、朝からやる気満々の日なんてほとんどありません。やる気がなくても、習慣になっているからできているだけです。

私がよくいっているのは、**やる気というのは贅沢《ぜいたく》品だということ。**人生のなかでやる気に満ちあふれているときなど、そう起こることではないですから。逆をいえば、いつもやる気がある状態だと脳は疲れてしまいます。**そうではなく、やる気がなくてもやれるように、習慣化することが大事なのです。**

特に、朝が苦手な人にとって早起きをするのは、もっとも高いハードルとなることかもしれません。睡眠時間を削ってしまうと、せっかく何かに取り組んでも効果が薄れてしまいますので、早起きをするためには早寝を心がけることが重要です。

普段はしない手や指の動きを日常生活に取り入れてみる

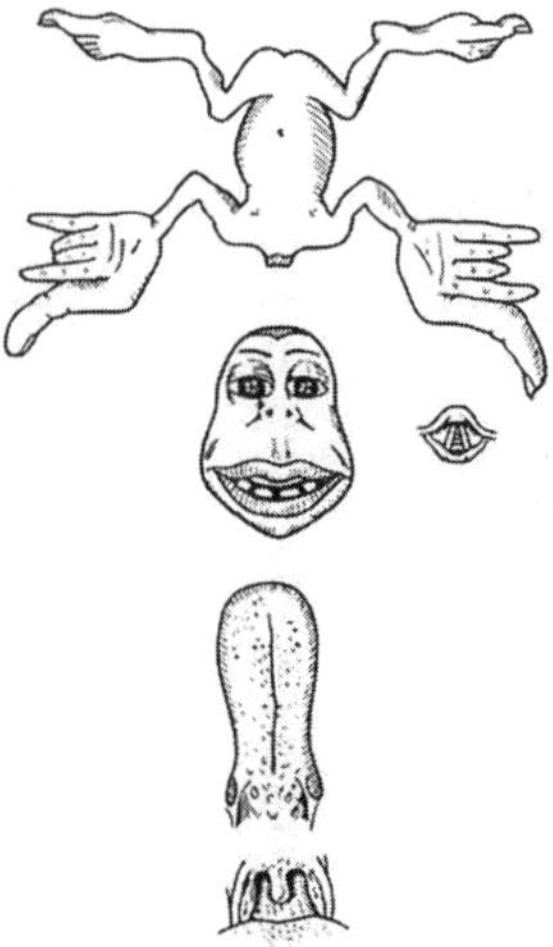

ペンフィールドとボルドレイが描いたホムンクルス。体の大きさは運動野の相当領域の広さに対応して大きさを変えてある。（Penfield and Boldrey, 1937 より改変）

いきなり、奇妙なイラストが飛び出してきましたね。

これは、カナダの脳神経外科医ワイルダー・グレイヴス・ペンフィールドらによって描かれた「ホムンクルス」という、脳内地図のようなものです。

脳のさまざまな部位を電気刺激することで、脳の機能がまるで地図のように場所によって働きが決まっていることがわかったのです。

このホムンクルスで着目してほしいのは、体の各部分の大きさは大脳皮質運動野の活動領域に対応するように描かれているところです。例えば、手は大きく、親指は長いことがわかります。もともと人間は手先を使って文明を築いてきたわけですから、手や指に対応する脳の面積が大きいのもうなずけます。

実は、私たちの手というのは「第二の脳」とも呼ばれ、脳と深いつながりがあります。手や指先などを動かすことで脳の血流量が多くなり、認知症予防に効果があるとされています。これは、以前からテレビ番組や書籍でも多く取り上げられているので、ご存じの方も多くいると思います。

ただし、脳に刺激を与えるという点では、いつもおこなっている日常的な動作、例えば食事で箸を使う、何か物をつかむという程度では脳への刺激にならないこともわかっています。つまり、**普段はしない手や指の動きを意識する必要があるのです。**そこで、普段はやらない手先の運動として、私がおすすめしたいのは次のようなことです。

- **楽器を弾いてみる**
- **絵を描いてみる**
- **料理をつくってみる**

楽器を弾いてみるというのはなかなかハードルが高いと思われるかもしれませんが、「何歳になっても新しいチャレンジはできるんだな」と感じたエピソードがありました。

先日、元首相の安倍晋三さんが亡くなったことは非常に残念でしたが、亡くなる少し前に妻の昭恵さんの還暦パーティーがあり、私も出席しました。

そこで安倍さんが東日本大震災の復興を応援するチャリティーソングである『花は咲く』のピアノ演奏を披露されていたのが印象的でした。安倍さんの67歳という年齢を考えれば、皆さんが何かに挑戦するときに「歳だから」という言い訳はできませんね。

また、絵を描くということにしても、鑑賞するだけではなく、実際に描くほうが圧倒的にアンチエイジングの効果が高かったという研究結果もありますし、料理をすると前頭葉が活性化することも明らかになっています。

運動を取り入れると効果がアップします。例えば、水泳やダンスなどは手先を使うので効果が期待できます。

幸運なことに、日本にはカルチャーセンターというものがあります。**カルチャーセンターにはさまざまな講座があります。新しいことを学んだり、覚えたりすることで、脳が刺激されて認知症予防になりますし、手や体を動かすことで健康促進にもつながります。また、好きなことや興味のあることを習うことで、新しいコミュニティに参加できるという点でもおすすめです。**

このようなきっかけをつくって、普段はしない手や指の動きを意識した取り組みを日常生活の習慣にしてみてはいかがでしょうか。

第5章

若々しい脳を保つための心の持ち方

老いという概念は心の持ち方や態度のこと

さて、本書もいよいよ最後の章です。

この章では、若々しい脳を保つための心の持ち方、心構えについて解説していきます。

唐突ですが、皆さんはどんなときに「老い」を感じるでしょうか。

「記憶力や視力の低下に気づいたとき」

「鏡に映る自分の白髪や肌のハリがなくなったとき」

身体的、精神的に感じる老いにはさまざまあると思います。そうした老いというものをなかなか素直に受け入れられないのが本当のところでしょう。

でも、**私は老いという概念は特定の年齢に起こり得る事象ではなく、心の持ち方やその態度のことだと考えています。**

私が好きなアメリカの詩人、サミュエル・ウルマンの『青春』という詩があります。その一節をご紹介したいと思います。

「青春とは人生のある期間をいうのではなく、心のもち方をいう。薔薇《ばら》の面差し、紅の唇、しなやかな手足ではなく、たくましい意志、豊かな想像力、燃える情熱をさす。青春とは人生の深い泉の清新さをいう。

青春とは臆病さを退ける勇気、安きにつく気持ちを振り捨てる冒険心を意味する。ときには、20歳の青年よりも60歳の人に青春がある。年を重ねただけで人は老いない。理想を失うときに初めて老いる」

シニアになっても、少年少女のような顔をのぞかせる人がいます。そのような人は

まさに、年齢に関係なく青春を謳歌《おうか》されているなと感じます。

何度かお仕事をご一緒したことがある湯川れい子さんはその好例といえます。湯川さんは86歳を迎えた音楽評論家で、エルヴィス・プレスリー、マイケル・ジャクソン、ポール・マッカートニーなどと深い交友関係を持ち、洋楽評論の第一人者となった方です。また、作詞家としての大ヒット作には、『六本木心中』や『恋に落ちて—Fall in Love—』などがあります。

そんな偉大な**湯川さんは、お会いしてみるとまるで少女のような方でした。今の流行りのアーティストが出てきても、まったく偉ぶる様子もなく、「キャーキャー!」と興奮されている。あのような人は何歳になっても青春を謳歌されているので、当然ながら脳も若いわけです。**

ここでひとつ、私の好きな世阿弥《ぜあみ》の『風姿花伝《ふうしかでん》』の一節をご紹介したいと思います。

「されば、時分《じぶん》の花を誠《まこと》の花と知る心が、

真実の花になお遠ざかる心なり。
ただ、人ごとに、この時分の花に迷いて、
やがて花の失《う》するをも知らず。
初心と申すはこのころの事なり」

これは、人間の成長を花の成長と重ねており、「時分の花」とは若さが持つ鮮やかで魅力的な花のこと。その若さは一時のもので、それだけで素晴らしい側面はあるが、必ず褪《あ》せていく。

その一方で、「誠の花」とは、若さの花と反対で、年月を積み重ねることで美しさを増していくという、６００年前の能の教科書ともいえる世阿弥の教えです。

ここで2つの一節をご紹介しましたが、脳科学的な観点からもまさにその通りだと思います。

それはすなわち、**「今を生きる」ということが若々しい脳を保つ秘訣であり、今を生きている限り、いつまでも若く、老いとは無縁だということです。**

3分間のマインドフルネスで感情はコントロールできる

〝キレる〟高齢者が増えた

よくニュースで話題になるたびに何だか悲しい気持ちになります。

イライラするという感情が起こること自体は、脳科学的にも仕方がないことだと考えられています。重要なのは、そうした感情をどうコントロールするかです。

脳科学的にいえば、人間の怒りの感情は脳の大脳《だいのう》辺縁系《へんえんけい》という部位で生まれています。そしてその怒りを抑制するのは、前頭葉という部位が担っています。

お年寄りがキレやすいのは、加齢とともに脳の萎縮が進むことで、前頭葉の機能が低下して感情を抑制する力が弱まるからです。

こうした怒りのメカニズムを理解したうえで、「怒りなんて本能的なもの」と開き直るのではなく、**「いかにうまく前頭葉をコントロールして感情の抑制力を向上させようか」と考えることが肝要です。**

では、どのように前頭葉をコントロールすればよいのか。

まず前提として、感情表現というのは人間にとってとても大事なもの。ずっと抑え続けていればいいわけではなく、表現すべきときは表現する、抑えるときは抑えるというメリハリがなければなりません。一番いけないのは、イライラする自分を否定してしまうということです。

そのうえで私がおすすめしているのが「３分間マインドフルネス」というものです。**マインドフルネスとは、過去の経験や先入観といった雑念にとらわれることなく、身体の五感に意識を集中させ、今、この瞬間に意識を向けることです。**

もともとは、禅の瞑想の伝統から生まれたマインドフルネスですが、根本は、「今、ここで起こっていることをそのまま受け止める」ということです。

自分自身のことや周囲のこと、何を感じているか、何が見えているか、何が聞こえているか、そのすべてをありのままに受け止める。それがマインドフルネスの基本的な考え方です。

実はこのマインドフルネス、年齢を重ねたほうが実践しやすいと私は考えています。その理由として、マインドフルネスは感情のバランスが大事になってくるので、経験や知識が増えていけばいくほど、そのバランスが取りやすくなるからです。

では、具体的にどのようなことをすればいいのか。マインドフルネスと聞くと、瞑想やヨガを想像する人も少なくないようですが、それらが唯一の方法ではありません。また、それらをおこなったからといって、必ずしもマインドフルネスが身に付くわけでもありません。重要なのは日常生活のなかにおける意識や心構えであり、もっとも具体的な実践法なのです。

例えば、道を歩いているときであれば、3分間だけちょっと立ち止まって、木漏《こも》れ日に少し目を向けてみる。これは、ランニングやウォーキングをしているときも同じです。

あるいは、お風呂に入っているときに「瞑想浴」とまではいかなくても、３分間だけ自分自身と向き合ってみる。特にスマホやデジタル機器が手放せない方にとって、お風呂でのマインドフルネスは効果的だといえるでしょう。

そういった日常のちょっとした時間を活用して、今のあるがままを受け入れるトレーニングが３分間マインドフルネスなのです。

マインドフルネスは対人関係にも活用できる

感情のコントロールがもっとも難しいのが対人関係です。

対人関係のコミュニケーションにおいても、マインドフルネスは有効な手段となります。なぜなら、何かを決めつけるのではなくて、判断を保留して相手の気持ちや態度をただ受け止めておくというのもマインドフルネスの実践のひとつだからです。

もう一度述べますが、**マインドフルネスとは、過去の経験や先入観にとらわれることなく、今のこの瞬間の気持ちや、ここで起こっていることをそのまま受け止める心を育むトレーニングです。**

例えば、あなたの目の前に怒っている人がいるとします。

すると、正当な理由で怒っているのか、それとも機嫌が悪いだけで怒っているのかを判断しがちな方が多いのではないでしょうか。そうではなく、まずは目の前の人が怒っているということに注意を向けて、受け止めてあげることがマインドフルネスなのです。

それは、自分が怒っているときも同じです。

相手の言動にいちいち腹を立てるのではなく、相手の気持ちや態度をただ受け止めて、そこに注意を向けるべきなのか、それともスルーしたほうが自分の心が穏やかになるのかを見極めていきます。

そうした心の判断が実践できれば、たとえその場では怒りが収まらなくても、「まあ、この感情は明日の今頃には消えているだろう」と前向きに考えることができるようになっていきます。それはすなわち、脳の前頭葉がしっかり働いて感情のコントロールができた証拠でもあるのです。

もし、心のなかでそうした人間関係のマインドフルネスがうまくいかないというときの、とっておきの秘策をお教えしましょう。それは、「言語化する」「可視化する」というもの。

例えば、自分の怒りをうまくコントロールできないという場合には「この怒り、明日は消えている」と紙に書いて壁に貼っておくのです。

「そんなことで怒りが収まるか！」と思われるかもしれませんが、脳科学的にも紙に書いて壁に貼り、毎日それを目にすることで、脳の潜在意識にその言葉や感情を刷り込むことができ、特に意識しなくてもその言葉通りの行動ができるようになるからです。

また、**人間関係で大切なのは自分勝手な決めつけや価値判断をしないこと。**これはいいとか、悪いだけで判断するのではなく、「ああ、今このような事象があるのか」「今、自分はこんなことを感じているのか」ということをそのまま受け止める。それによって他者を思いやり、親切にするといった社会性のある行動が増えることで、良好な人間関係を築けるようになっていきます。

「みんなポンコツだもん」と思えば腹も立たない

以前、あるテレビ番組で、国際政治学者として活躍している三浦瑠麗《るり》さんが、天皇または上皇の国葬である「大喪《たいそう》の礼」を「たいもの礼」と言い間違えてしまい、ネット上で話題になったことがありました。

三浦さんとは何度もお会いしているので、親しみを込めて私のユーチューブチャンネルで、以下のようなコメントを残しました。

「大喪の礼という言葉が言われたのは平成元年で、あの頃メディアに接した方には当たり前のことなんでしょうけど、喪中もあるのだから、そうでない方には漢字の読み方としてはありうるでしょう。そこに知性はない。そのことについて鬼の首を取ったように騒いでいるほうがおかしい。

ボクは、人間はポンコツだと思ってる。ノーベル賞取ろうが世紀の天才だろうが、みんなポンコツ。アインシュタインもポンコツ。完全無欠な人間などいない。何かに突出していれば、何かが欠落していたりする。三浦さんは〝たいもの礼〟と読んだのかもしれないが、そのぶん何か突出してるんじゃないですか」

すると、あっという間にヤフーニュースなどで取り上げられてしまったのですが、ここで私がいいたかったのは、三浦さんが漢字を読めなかったことへの指摘ではなく、「人間みんなポンコツだよ」という心の教訓です。

私は「ポンコツ」という語感が好きなのですが、僕がもっとも敬愛するあのアインシュタインでさえポンコツだといいました。有名な「相対性理論」を提唱した物理学者のアインシュタインがなぜポンコツなのか、それは自身が「生涯最大の失敗だった」と悔やんだエピソードに由来します。

現在の宇宙というのは、膨張し続けていると考えられています。

この事実は、１９２９年にアメリカの天文学者、エドウィン・ハッブルによって提唱されたものでしたが、それ以前に考えられていた宇宙というのは永遠に変わらないというのが通説だったのです。それはアインシュタインですら例外ではありませんでした。

ところが、アインシュタインが自らがまとめた一般相対性理論を用いて宇宙の様子がどうなっているかを解明しようと計算してみたところ、宇宙は縮むというまったく意に反した結果が出てしまったのです。宇宙は永遠に変化しないものであると考えていたアインシュタインは困惑し、もともとの方程式になかった「宇宙定数」と呼ばれる項を新たに付け加え、定常な宇宙になるようにしたのです。しかし、ハッブルによって宇宙は膨張していることが明らかになり、「宇宙定数を加えたことは人生最大の過ちだった……」と悔やんだそうです。これこそ、世紀の天才科学者といわれたアインシュタインのポンコツさです。しかも、時代が流れて、この失敗したはずの宇宙定数が新しい理論構築で生きてくる展開も出てきています。

ただ、誤解がないように申し上げたいのは、「ポンコツ」とは決して他人を小馬鹿にしている言葉ではありません。ニュアンスとしては、**「完璧な人間などいない。だからこそ、お互いに協力し合い欠点を補い合って、長所を出し合って生きていこう」**ということです。

こうした「人間みんなポンコツだよ」という心の教訓を持つことは、感情のコントロールにも大きく役立つということをお伝えしておきます。

人間関係でイラっとしたり、相手に対して怒りの感情が込み上げてきたりしたときなど、「みんなポンコツだ」と思うだけで腹が立たなくなります。

お互いのポンコツぶりを大いに楽しむ。イラっと来ても「ポンコツだな」と笑い飛ばす。そのくらいの心構えがちょうどいいのです。

教養を身につけると感情コントロールにも役立つ

「茂木さんの趣味は何ですか？」

こんな質問をたまに受けることがあります。

私はゴルフもやらないし、ファッションにもあまり興味はありませんが、しいて挙げるならば、「教養を磨く」ということが好きです。

教養を磨くといっても、ただ机に向かって勉強したり読書をしたりしているだけではありません。オペラを観に行ったり、バイオリンの演奏会に行ったり、オーケストラを聴きに行ったりという音楽鑑賞は好きです。

それと、私が教養を磨くために毎年訪れているのが「TED conference」です。

TEDとは、「Technology Entertainment Design」の略で、世界中の著名人による世界トップレベルの大規模な講演会を主催している団体です。宇宙開発企業スペースXや電気自動車テスラの創設者であるイーロン・マスクや、マイクロソフトのビル・ゲイツも登壇したことあるカンファレンスとして有名で、参加費は1万ドル（約137万円）と高価ではあるのですが、世界中の叡智が集結するので、さまざまなアイデアや取り組みを知ることができる貴重な体験と考えています。

なぜ、私がこうした教養を磨くのか。脳科学者として何の役に立つのかと不思議に思う方もいるかもしれません。

教養を磨くというのは、単に知識を身につけるだけではなく、脳にとってある重要な役割を担っているのを知る人は少ないでしょう。

それは、**感情のコントロール**です。

教養を磨くと、前頭葉を中心とした脳を鍛えることができます。特に、最近の研究

でわかっているのが「アンガーマネジメント」です。

アンガーマネジメントとは、人間が抱える怒りを自分の心のなかでコントロールし、その状況を客観的に見ることで、怒りを適切にコントロールして問題解決を図ることです。アンガーマネジメントは１９７０年代のアメリカで発祥し、怒りの感情と上手に付き合っていくメソッドとして注目されました。

先に述べた、**キレる高齢者が増えたというニュースを見聞きするたびに、「ぜひ教養を身につけてほしいな」と感じていました。それは、怒りという感情をコントロールする際に、前頭葉を中心とした回路を鍛えるのが教養だということを私は知っていたからです。**

ではなぜ、教養を磨くことで感情のコントロールができるのか。それは脳の「ミラーニューロン」という脳細胞がカギを握っています。

ミラーニューロンとは、脳内の神経細胞のひとつで、他者のある動作を見たとき、自分もその動作をしているかのように、まるで鏡に映し出したみたいに反応する神経細胞です。

例えば、相手が悲しんでいるのを見ると自分も悲しくなったり、音楽ライブやスポーツ観戦をしていると興奮したりするのは、ミラーニューロンの働きによるものです。しかも、相手の行動を見ただけで、たとえ自分が体験していなくてもミラーニューロンが活性化されることがわかっています。

これと同じように、生（ライブ）の音楽鑑賞でも目の前で歌っている、演奏をしている人を見てミラーニューロンが活性化することで、前頭葉の機能も高まり、感情のコントロールにも大きく役立ってくれるというわけです。

ただ、毎日のように生の音楽鑑賞はできませんので、日常的に前頭葉を鍛える教養の磨き方を2つご紹介したいと思います。

ひとつは、**小学校や中学校の教科書を読んでみるということ。**実はこれ、私自身が時々やっていることなのです。おそらく当時の自分が使っていた教科書はないと思いますので、現代の教科書を開いてみてください。今の子どもたちと自分の子ども時代の違いを知るだけでも立派な教養が身につくはずです。

そしてもうひとつ、**私が実践しているのは、教養の身につけ方として古典を何度も読み返すということ。**お気に入りは夏目漱石で、『二百十日』や『坊ちゃん』などはもう１００回くらい読んでいます。何度も、何度も読み続けていると、毎回違うところに目がいくようになって見方が変わってくる。これが古典の面白さでもあります。これは落語にも通じるところがあります。

古典といわずとも、自分のお気に入りの本を何回も読み直してみてはいかがでしょうか。シニアになって初めて気付くことがあるかもしれません。

一見すると、教科書や古典の読書といった受け身なことで感情のコントロールができるのかと思うかもしれませんが、実は能動的な働きに関わる前頭葉もしっかり使っているので、しっかり鍛えることができるのです。

昔やっていたこと、やりたかったことにチャレンジしてみる

シニアの方が昔の思い出話をしたり、若いときの話をしたりしているときに、とてもイキイキしているのを見かけます。

これは、一般にいわれる**「回想法」**というもので、回想法とはアメリカの精神科医のロバート・バトラーによって確立された心理療法です。

昔の懐かしい写真や、昔使っていた馴染み深いものなどに触れながら、そのときの経験や思い出を語り合うことで精神的な安定感が得られ、認知機能にもよい影響を与えるとされています。

現在、回想法は認知症の症状に対する、薬を使わない療法として活用されています。

自分の過去を話すことで、記憶をより鮮明に思い出すことができるためです。

私たちの記憶というのは、感情と深く結びついています。

これを脳科学的にいえば、シニアの皆さんが昔を思い出すことは、脳機能の活性化に有用だということです。

昔の記憶が蘇《よみが》るというのは、情動反応の処理と記憶において主要な役割を持つ扁桃体が活性化し、さらには、前頭前野の血流量を増加させ、**モチベーションの向上といった効果が期待できるといわれています。**前頭前野は脳全体に指示を出し、脳のほかの部分を働かせるといった機能も持っているため、ここを刺激してあげることが脳全体の活性化にもつながります。

また、自分自身について見つめ直す機会ができることで「メタ認知」を立ち上げるという意味でも有効です。ちなみに、メタ認知とは自分自身に対して客観的な視点から観察し、評価する能力のことです。

こうした回想法を用いた脳科学的な観点からおすすめしたいのが、**幼少期や若いと**

きにやっていたことをもう一度やってみることです。さらに付け加えると、半永久的に終わりが来ないものがいいでしょう。

「子どものときに昆虫採集をしていた」

「若いころはバンドマンでギターを弾いていた」

もし、それが歳を重ねて離れてしまっていたら、それはもう一度脳の若々しさを取り戻すチャンスだと考えてください！

では、なぜそうした幼少期や若いときにやっていたことをもう一度やることで若々しい脳を手に入れることができるのか。それは、「三つ子の魂百まで」ではありませんが、幼少期や若いときに好きでやっていたことは、たとえ何歳になっても好きであり、楽しく取り組めることが多いからです。

シニアの皆さんはビートルズの世代だと思いますが、ジョン・レノンはこんな名言を残しました。

「Life is what happens to you when you're making other plans.（**人生とは別の計画を立てているのに起こる事柄である**）」

これは、人生とは他の計画を練っている間にどんどん過ぎてしまうという意味が込められています。

そこで、「今さら……」「そんなのムリ」などと思わずに、とにかくタイムマシンにでも乗ったつもりでやってみてはいかがでしょうか。シニアになった今だからこそ、より楽しめるということもあるかもしれません。

環境の変化にピボットできるマインドを持とう！

皆さんは、「ピボット（pivot）」という言葉をご存じでしょうか。

バスケットボールが好きな人はピンときたかもしれませんね。

バスケットボールでは、ボールを持っているプレーヤーが、片足を軸足としてフロアに固定し、もう一方の足を動かす動作をピボットといいます。

本来は「回転軸」といった意味を持つ言葉なのですが、最近ではビジネス用語としても使われており、**シリコンバレーなどのベンチャー企業では「方向転換」「軌道修正」といった意味で使われています。起業した企業の事業計画がうまく進まないときに、事業を方向転換しよう、軌道修正しなければならないといったときの経営判断として「ピボットしよう」と表現するのです。**

前置きはこれくらいにして、**シニアの皆さんにお伝えしたいのが、「時代に合ったピボットなマインドを持とう」ということです。**

これがどのようなことなのか、皆さんもよくご存じのプロサッカー選手から聞いた話をもとに解説してみましょう。

サッカー元日本代表の中心選手として活躍した本田圭佑選手。私も何度かお仕事でご一緒する機会に恵まれ、いつも学びの多いお話を伺います。

そんな本田選手のお話で印象的だったのが、本田選手がイタリアの名門クラブ、ＡＣミランに所属していたときのことでした。ＡＣミランのようなビッグクラブでは、常に勝利を求められます。それは選手だけでなく、監督も例外ではありません。少しでも負けが続いたり、チームが低迷すると、監督は容赦なく更迭《こうてつ》される厳しい世界なのです。

本田選手が所属していたときも例外ではありませんでした。やっと監督の采配や起用法が理解できたと思ったら、また監督が代わる。それを本田選手は持ち前のユニークさでこんなふうに表現していました。

「僕らサッカー選手も、サラリーマンと変わんないですよ」

監督が変わるたびに、先発で起用されたり、途中出場で起用されたり、ベンチにも入れなかったり……。そのたびに監督の起用法に合わせてコンディションを整える。それはまるで、上司が代わるたびに仕事のやり方が変わってしまうビジネスパーソンと同じだというのです。

ただ、**本田選手のすごいところは、片足（自分のスタイルを貫く）はしっかり地につけ、もう片方の足（どんな起用法にも対応できるように）はトレーニングを重ねるということを実践していたそうです。**これこそ、まさにピボットするということの本質です。

シニアの皆さんにとっても、今の時代の流れの速さについていけない、文句のひとつでもいいたくなる、そんなことがあるかもしれません。ですが、片足は自分の信念をしっかり持ちつつも、もう片方の足はピボットという考え方を活用して、柔軟に、かつ創造的に生きてみてはいかがでしょうか。

もっとわかりやすくいえば、**「環境の変化をものともせず、時代の流れにマッチした物事の捉え方をする」ということです。**それができるだけでも、上機嫌で生きていけるようになるに違いありません。

今までの自分に固執したり、不平不満を世のなかのせいにするのではなく、片足は今までの自分らしさを持ちつつ、もう片方の足は時代や環境に合わせた生き方をするということです。

過去の栄光にすがらないピボットな生き方

「私は〇年前は大企業の役員でした」
「私は〇年前に〇〇大学を定年で辞めました」

こうした過去の栄光を、まるで今のことのように語るシニアがいます。

なぜ、いつまでも過去の栄光にすがるのか。脳科学的に分析すると、今の自分に自信が持てていないからです。

私たちの脳というのは、今の自分に自信が持てないと、過去の功績や自信がみなぎっていた昔の自分を持ち出してバランスを取ろうとします。実際に、今の自分に自信がある人は、わざわざ過去の栄光に執着したり、人に自慢したりしないのです。

また、今の自分に自信がないため、周りから認めてもらいたいという承認欲求が強い傾向にあります。「今の自分は誰にも認めてもらえない」と考えてしまうことで、過去の栄光を自慢げに話して他人から承認されたいと考えてしまうのです。

「過去にこだわるものは、未来を失う」

これは、元イギリス首相のウィンストン・チャーチルの言葉です。

いつまでも過去にこだわっていると、今という大切な時間を無駄に生きてしまい、しいては未来の可能性をも失うことになるという意味が込められています。

こうした過去の栄光にすがらない潔《いさぎよ》さとは、自分がこれまでの人生で培った経験や能力を軸足としながらも、これからの未来でどんなことを学び、新しい自分と出会えるのかということに注意を向けること。自分の人生においてそれがピボットな生き方だといえるのです。

私からシニアの皆さんに伝えたいメッセージのひとつ。

それは、**「残りの人生で、今日が一番若い」**ということです。

当たり前のことなのですが、皆さんの残りの人生で今日が一番若いと考えたら、「今から残りの人生で何をやろうか」と、未来志向にマインドチェンジできるはずです。

誤解してほしくないのは、これまでのことを振り返るのは別に悪いことではありません。それは回想法のところで述べた通りです。シニア世代になるとなおさらなのですが、これまでのことばかりではなく、これからのことを考えて生きることに重きを置いてみてください。

私が強くおすすめしているのは、旅行や会食の計画はなるべく前から決めておくというものです。

例えば、1年後に旅行する計画を立ててみるのです。すると、行くのは1年後ですが、それまでの1年間、脳がワクワクしながら楽しめるわけです。

脳の前頭葉の未来を予測する海馬が、「1年後に旅行する」ということを記憶することで生きがいができるので、脳が活性化することがわかっています。

そこで例えば、「来週は大好きなゴルフだから今週頑張ろう」「来月孫が遊びに来るから準備が楽しみ」。シニアの皆さんもこんな気持ちになったことがきっとあるはずです。

特に、やる気が出ないときや大変な取り組みをしているときほどこんなふうに思うものです。なぜなら、**脳は未来に楽しみがあると思えば自然に頑張れるという性質を持っているからです。**

また、「目的地について調べてみよう」「何を食べようか」などと、一緒に行く人と相談したりするのも旅行の楽しみであり、その際ドーパミンが放出されるのです。同じように、会食もなるべく早めに決めておき、それを楽しみにするというのがひとつのテクニックです。

そうした前倒しの計画を立てることで、自然と未来志向が身に付いていくのです。

おわりに　嫌われる勇気を持って本音で生きれば長生きできる！

最後までお読みいただき、ありがとうございました。

シニアの皆さんが、いつまでも元気で若々しい脳を手に入れるために、今の私が持っている経験・知見のすべてを、余すところなく書き綴らせていただきました。

そして、**最後にお伝えしたいこと。それは、シニアはシニアらしいことを遠慮せずに全部やるということです。**

以前、私が教えている学生がシニアの方の話を聞いて、「その話、前に聞いたことがありますよ」と話を遮《さえぎ》ったことがありました。

私はその様子を見て、「そうやって人の話を遮るのはよくない。何度同じ話を聞いても、初めて話を聞くかのように聞くのが紳士というものだよ」と諭《さと》したことがありました。

私は、シニアの方が同じ話をしていても、それはまるで落語の演目を聞いているかのように楽しく聞くようにしています。例えば、私の好きな3代目三遊亭圓歌《えんか》の『中沢家の人々』という、高齢化社会を風刺した落語があるのですが、もう20〜30回は聞いていて、1字1句まったく同じネタなのでオチもわかっているのですが、毎回楽しく聴いています。

ですから、**シニアの方も遠慮せずに、自分の鉄板といえるようなネタを披露し続けてください。「この話、前にも話したかな」などと躊躇《ちゅうちょ》せず、その話をもっともっと深めていってください。**

また、シニア仲間が集まれば、つい健康や病気自慢の話をしてしまう。それも大いに結構なことです！　それを楽しんでやってみてください。ときには病気自慢の自分を演じてみてください。突き抜けるほど演じ切れば、それはきっと笑顔が増える楽しい習慣になるはずです。

さらに、近頃のシニアを見ていると、「最近の若いものは！」といわなくなってきたと感じます。**これも遠慮せずに、「最近の若いものはけしからん！」と、思っていることは口に出していってほしい！　こんなふうに、シニアらしいシニアになってみてください。**

なぜ、このようなことを申し上げたのか。

それは、シニアの皆さんが今の時代にムリして合わせようとし過ぎているように感じるからです。

昔であれば、勉強ばかりしている子どもに、「大学なんて行くとバカになるぞ、坊主！」みたいなことをいってくれる近所の小粋《こいき》なおじいさん、おばあさんがいたものです。

でも、今はそれこそ「空気を読む」「忖度《そんたく》する」「嫌われたくない」といったような世のなかで、シニアの方もそうした時代の風潮に同調しているのではないでしょうか。

やはり、いいたいことを我慢してばかりだとストレスを溜め込んでしまいますし、生きづらくなってしまいます。

だから今こそ本音をいえる、嫌われる勇気を持てるシニアになってほしい。それが若々しい脳を手に入れて、長生きする秘訣でもあるからです。

最後になりますが、本書が出来上がるまで、出版プロデューサーの神原博之さん、リベラル社の伊藤光恵さんには本当にお世話になりました。心からお礼申し上げます。

茂木　健一郎

第３章
・若宮さんエピソード
https://shuchi.php.co.jp/the21/detail/4882?p=4
・ユーチューブでお金を稼ぐためには、５つの条件
https://coconala.com/magazine/14567
・投げ銭
https://www.nice2meet.us/throwing-money
・2019 年 日本の広告費
https://www.nippon.com/ja/japan-topics/g00937/
・子どもが自立した後の子ども部屋
http://news.mynavi.jp/news/2013/10/02/223/
・内閣府令和元年度 高齢者の経済生活に関する調査結果
https://www8.cao.go.jp/kourei/ishiki/r01/zentai/index.html
・内田百閒『阿房列車』（新潮文庫）
・ジョン・ロックフェラー寄付
https://kifunavi.jp/donation/rich/
・渋沢栄一『論語と算盤』（角川ソフィア文庫）
・カナダのブリティッシュコロンビア大学の心理学者であるエリザベス・ダンが率いる研究チームがおこなった研究
https://www.afpbb.com/articles/-/2369188
・チャリティや寄付をおこなうことで快感を覚える脳の部位が、幸福感に関連する別の部位の反応を誘発したことが MRI スキャンで明らかになったという研究
https://www.afpbb.com/articles/-/3135429

第４章
・アニマルセラピー
https://goodlifesenior.com/wp/news/21418
・脳腸相関
https://president.jp/articles/-/41234
・ある研究データによると、定期的に走っている人はストレスレベルが低く、認知症の発症率も低い
https://president.jp/articles/-/41427?page=3
・日本の平均睡眠時間が世界で最も短く、6 時間 22 分 19 秒
https://www.itmedia.co.jp/business/articles/2105/01/news017.html
・ホムンクルス
http://web2.chubu-gu.ac.jp/web_labo/mikami/brain/32/index-32.html

第５章
・サミュエル・ウルマン　青春
http://www2.obirin.ac.jp/annay/jhcd/lecture8/lect8.html
・『花伝書 (風姿花伝)』(講談社文庫)
・回想法
https://www.tyojyu.or.jp/net/byouki/ninchishou/kaisou.html

参考文献

はじめに

・日本人の平均寿命
https://www.satsuki-jutaku.jp/journal/article/
・スーパーエイジャー
https://jhei.net/news/2018/000525.html
・オンラインゲーム
https://nazology.net/archives/89824
・イギリス発の最新研究
https://www.bbc.com/japanese/46518653

第１章

・Netflix
https://eiga.com/news/20210422/14/
・脳の重さ
http://www.tamagawa.ac.jp/teachers/aihara/
・VSRAD(ブイエスラド)
https://www.cocofump.co.jp/articles/byoki/26/
・ジェロンテクノロジー
https://studyu.jp/feature/theme/gerontech/
・ワシントン大学の「シアトル縦断研究」
https://president.jp/articles/-/38459

第２章

・内閣府が発表した「高齢者の日常生活・地域社会への参加に関する調査結果」（令和３年度）
https://www8.cao.go.jp/kourei/ishiki/r03/zentai/pdf_index.html
・マズローの欲求５段階説
https://ferret-plus.com/5369
・夏目漱石木曜会
https://www.wuext.waseda.jp/course/detail/54252/
・認知症の発症率がおよそ８倍
https://gooday.nikkei.co.jp/atcl/column/19/022700004/121600014/
・総務省の「通信利用動向調査（令和元年）
https://www.soumu.go.jp/menu_news/s-news/

［著者プロフィール］

茂木健一郎（もぎ　けんいちろう）

理学博士。脳科学者
1962年東京生まれ。東京大学理学部、法学部卒業後、東京大学大学院理学系研究科物理学専攻課程修了。
理化学研究所、ケンブリッジ大学を経て現職はソニーコンピュータサイエンス研究所シニアリサーチャー。東京大学大学院客員教授。専門は脳科学、認知科学。「クオリア」(感覚の持つ質感)をキーワードとして脳と心の関係を研究する傍ら、文芸評論、美術評論にも取り組む。2005年、『脳と仮想』(新潮社)で第4回小林秀雄賞を受賞。2009年、『今、ここからすべての場所へ』(筑摩書房)で第12回桑原武夫学芸賞を受賞。
主な著書に『ストレスフリーな脳になる！　茂木式ごきげん脳活ルーティン』（学研プラス）、『緊張を味方につける脳科学』（河出書房新社）、『脳がめざめる「教養」』（日本実業出版社）など多数。

出版プロデューサー　神原博之（K.EDIT）
装丁デザイン　大場君人
装丁撮影　増田智
校正　土井明弘
DTP　田端昌良（ゲラーデ舎）
編集人　伊藤光恵（リベラル社）
営業　津村卓（リベラル社）
制作・営業コーディネーター　仲野進（リベラル社）

編集部　鈴木ひろみ・榊原和雄・尾本卓弥・中村彩・安永敏史
営業部　澤順二・津田滋春・廣田修・青木ちはる・竹本健志・持丸孝・坂本鈴佳

リベラル新書 001

脳は若返る

2022年11月24日　初版発行

著　者　茂 木　健 一 郎
発行者　隅 田　直 樹
発行所　株式会社 リベラル社
〒460-0008　名古屋市中区栄3-7-9　新鏡栄ビル8F
TEL 052-261-9101　FAX 052-261-9134
http://liberalsya.com
発　売　株式会社 星雲社（共同出版社・流通責任出版社）
〒112-0005　東京都文京区水道1-3-30
TEL 03-3868-3275
印刷・製本所　株式会社 シナノパブリッシングプレス

　ISBN978-4-434-31223-6　C0295